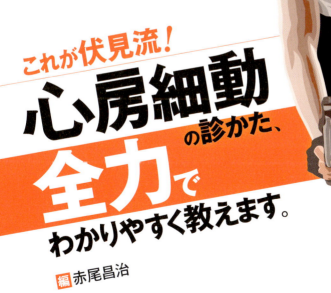

これが伏見流！
心房細動の診かた、
全力で
わかりやすく教えます。

編　赤尾昌治

羊土社
YODOSHA

謹告

　本書に記載されている診断法・治療法に関しては，発行時点における最新の情報に基づき，正確を期するよう，著者ならびに出版社はそれぞれ最善の努力を払っております．しかし，医学，医療の進歩により，記載された内容が正確かつ完全ではなくなる場合もございます．

　したがって，実際の診断法・治療法で，熟知していない，あるいは汎用されていない新薬をはじめとする医薬品の使用，検査の実施および判読にあたっては，まず医薬品添付文書や機器および試薬の説明書で確認され，また診療技術に関しては十分考慮されたうえで，常に細心の注意を払われるようお願いいたします．

　本書記載の診断法・治療法・医薬品・検査法・疾患への適応などが，その後の医学研究ならびに医療の進歩により本書発行後に変更された場合，その診断法・治療法・医薬品・検査法・疾患への適応などによる不測の事故に対して，著者ならびに出版社はその責を負いかねますのでご了承ください．

◆ はじめに ◆

　心房細動（AF）は，ここ数年にわたって，循環器領域でも最もホットな領域でした．それには，3つの背景があると思います．
- 患者数が増えている
- 重症脳梗塞の原因としての重要性が注目されている
- 新しい抗凝固薬が次々に登場している

　こうしたことを背景に，2010年春頃にふとした思いつきで，伏見区でAFの患者さんを全例あつめてデータをとってみたらどうだろう，そんな提案を地域連携パス導入に関して協議していた伏見医師会にもちかけました．それが伏見AFレジストリの出発点です．フラミンガム研究や久山町研究みたいになったらおもしろいやん，そんな無謀な下心もありました．

　構想から登録開始までに約1年を費やしましたが，研究計画の策定，倫理委員会の審査，伏見区の全医療機関への参加要請，研究費の確保，CRCの募集，そして調査票入力のホームページ制作などなど，夢中で走り続けた1年間であったと回想しています．

　2011年3月の登録開始から6年近くが経過し，伏見AFレジストリは，今やわが国を代表するAF患者のデータベースに育ちました．日々，登録患者のフォロー情報が蓄積され，また新たな患者も登録されて，データベースはどんどん更新されています．その巨大なデータシートを目の前にすると，その価値の大きさに本当に圧倒される思いです．このデータは，自分の診ているAF患者さんの情報を，一例一例顔を思い浮かべながら手作業で入力していただいた，伏見医師会の先生方の貴重な努力の結晶です．ここから得られる成果をしっかりと世に出して，医療の発展につなげることが，わ

れわれ研究グループの使命である，との決意を新たにしているところです．

今回ご縁あって，羊土社さんから伏見AFレジストリの書物の執筆をご提案いただきました．立派な成書が数多存在するなか，どうしたものかと迷いましたが，こうしたチャンスをいただけることも希有なことと，有難くお引き受けさせていただくことにしました．制作コンセプトの協議のなかで，私が自転車好きであることや，体育会系の部活のような当科の雰囲気を鋭く感じとっていただいた編集者さんから，素敵なタイトルとデザインをつけていただきました．

本書は，一般内科医やプライマリケア医を中心とした非専門医，循環器専門医を志す若手医師を主な対象とし，その他にもAF診療にかかわるコメディカルの方にもわかりやすいような入門書をめざしました．教科書やガイドラインの内容だけにとどまらず，伏見AFレジストリの最新の知見を出し惜しみすることなく盛り込み，また数多くの症例を診療してきた経験や思い・願いを込めて，前のめりになるくらい「全力で」執筆しました．まだまだ未解明の点も多いですが，それこそがAFの奥深さです．その深遠なる世界を，ともに味わっていただければ幸甚に存じます．

2017年1月
穏やかな年始を迎えた京都・伏見にて

京都医療センター循環器内科
赤尾昌治

これが伏見流！
心房細動の診かた、
全力でわかりやすく教えます。

contents

◆ はじめに ………………………………………………………… 赤尾昌治　3

序章　**伏見 AF レジストリの概要** ………………………… 赤尾昌治　10

第1章　**はじまりは心電図**

1. AF 心電図で見るべきポイント ………………………… 杉山裕章　19
2. 発作性か？ 慢性か？ …………………………………… 髙林健介　32

第2章　**全身を評価する**

1. 年齢 ………………………………………………………… 山下侑吾　39
2. 高血圧，糖尿病 …………………………………………… 石井　充　47
3. 腎機能 ……………………………………………………… 阿部　充　54
4. 冠動脈疾患，PAD ………………………………………… 益永信豊　63
5. 脳卒中既往 ………………………………………………… 福田俊一　72
6. 心不全 ……………………………………………………… 井口守丈　81
7. 心筋症 ……………………………………………………… 手塚祐司　89
8. 左房 ………………………………………………………… 濵谷康弘　95
9. 喫煙，飲酒 ……………………………… 長谷川浩二，小見山麻紀　103

第3章 脳塞栓症を防ぐ

1. リスクスコア　濱谷康弘　107
2. ワーファリン　山下侑吾, 赤尾昌治　117
3. DOAC　安 珍守, 赤尾昌治　125
4. 抗血小板薬　阿部 充　134

第4章 症状を緩和する

1. リズムコントロール　安 珍守　140
2. レートコントロール　小川 尚　154

第5章 連携して診る

1. 患者教育　赤尾昌治　163
2. 服薬アドヒアランス　赤尾昌治　168
3. 連携手帳　赤尾昌治　173
4. 処方, 服薬管理, 服薬指導のポイント　岸本周子　184
5. 消化器内視鏡への対応　江坂直樹　192
6. 外科手術への対応　畑 啓昭　200
7. 急性期脳梗塞治療　大谷 良　211
8. 観察研究での統計解析　和田啓道　221

第6章 徹底討論！症例カンファレンス

Case 1. DOAC 症例, 周術期のヘパリン置換どうする？　226
Case 2. AF 合併の心不全, アブレーションで救えるか？　232

contents

Case 3. 出血も血栓症もハイリスク患者のPCI，抗血栓療法どうする？ ……… 238
Case 4. 脳梗塞と大出血をくり返す超ハイリスク症例，どうする？ ……… 244

◆ **おわりに** ……………………………………………………… 赤尾昌治 250

◆ **索引** …………………………………………………………………… 252

① 若年AF患者解析が目指すところ ……………………… 髙木大輔 46
② AF症例における心原性脳塞栓症の危険因子 ………… 福田俊一 80
③ 女性であることはハイリスクか？ ……………………… 小川　尚 116
④ 最新のアブレーション事情 ……………………………… 江里正弘 149
⑤ AFの外科治療 …………………………………………… 白神幸太郎 151
⑥ イギリスからの手紙〜日英のAF診療事情の違い〜 … 小川　尚 162
⑦ 血液サラサラは健康の証？ ……………………………… 赤尾昌治 167
⑧ 開業医から見たAF診療 ………………………………… 辻　光 181
⑨ 伏見AF事務局から ……………… 三田村美紀，深堀美和，品川智子 182
⑩ 心臓リハビリテーション ………………………………… 中島康代 191
⑪ ICUでのAF管理 ………………………………………… 鵜木　崇 208
⑫ 開心術後のAFとの戦い ………………………………… 片岡　剛 209

執筆者一覧

◆ 編 集

赤尾　昌治　京都医療センター循環器内科

◆ 執 筆 (五十音順)

赤尾　昌治	京都医療センター循環器内科	
阿部　　充	京都医療センター循環器内科	
安　　珍守	京都医療センター循環器内科	
井口　守丈	京都医療センター循環器内科	
石井　　充	京都医療センター循環器内科	
鵜木　　崇	済生会熊本病院集中治療室	
江坂　直樹	京都医療センター消化器内科	
江里　正弘	医療法人医仁会武田総合病院 不整脈科	
大谷　　良	京都医療センター神経内科	
小川　　尚	京都医療センター循環器内科	
片岡　　剛	京都医療センター心臓外科	
岸本　周子	京都医療センター薬剤部	
小見山麻紀	京都医療センター臨床研究センター	
品川　智子	京都医療センター循環器内科	
白神幸太郎	京都医療センター心臓外科	
杉山　裕章	京都大学医学部附属病院循環器内科	
髙木　大輔	済生会熊本病院救急総合診療センター	
高林　健介	枚方公済病院循環器内科	
辻　　　光	辻医院院長	
手塚　祐司	京都医療センター循環器内科	
中島　康代	京都医療センターリハビリテーション科	
長谷川浩二	京都医療センター臨床研究センター	
畑　　啓昭	京都医療センター外科	
濵谷　康弘	国立循環器病研究センター病院心臓血管内科部門心不全科	
深堀　美和	京都医療センター循環器内科	
福田　俊一	京都医療センター脳神経外科	
益永　信豊	京都医療センター循環器内科	
三田村美紀	京都医療センター循環器内科	
山下　侑吾	京都大学大学院医学研究科循環器内科	
和田　啓道	京都医療センター臨床研究センター	

これが伏見流！
心房細動の診かた、
全力で
わかりやすく教えます。

序　章	伏見 AF レジストリの概要	10
第1章	はじまりは心電図	19
第2章	全身を評価する	39
第3章	脳塞栓症を防ぐ	107
第4章	症状を緩和する	140
第5章	連携して診る	163
第6章	徹底討論！症例カンファレンス	226

序章

伏見AFレジストリの概要

赤尾昌治

ココが全力ポイント！

① AF患者は予想以上に多い！
② 患者の多くは高齢で，併存症が多い！
③ ワーファリン時代の抗凝固療法は，under-use，under-dose！
④ DOACはワーファリンを超えられるか，今後に注目！

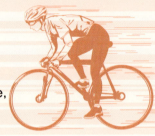

はじめに

　心房細動（AF：atrial fibrillation）は高齢者に多くみられる不整脈疾患であり，日常診療でも遭遇することの多いcommon diseaseですが，**重症脳卒中**の原因疾患としても重要です．近年わが国でも，人口の高齢化が進むにつれ，患者数は年々増加の一途をたどっています．わが国のAF有病率は，欧米に比べるとかなり低いとされ，その背景としては，疾病構造の違いや体格などを含む人種差が原因であろうと理解されてきました．また，AF患者数が増加している背景としては，単純な人口の**高齢化**だけでなく，時代の変化に伴う疾病構造の変化も重要な要因です．昔は，リウマチ性弁膜症を背景としたAFが多くみられましたが，今はそうしたものはむしろ少数で，高血圧や糖尿病を主とする**生活習慣病**を背景としたAFがその大半を占めるようになってきました．このように，AF有病率は，国や人種によっても，地域ごとの人口構成によっても，また時代によっても異なっています．

本稿では，われわれの行っている伏見AFレジストリ研究のデータをご紹介し，日本の実臨床の現場におけるAF診療の現状を紹介します．

AF有病率

伏見AF患者登録研究（伏見AFレジストリ）[1,2]は，われわれが京都市伏見区において2011年3月から行っている，AF患者の前向き観察研究です．本研究では，伏見区の医療機関（すべてが伏見医師会に所属）に通院するAF患者をできる限り全例登録して，患者背景や治療の実態調査，予後追跡を行っています．

伏見区は，居住人口が28万人を超える京都市内最大の行政区であり，多彩な年齢層・職種が混在し，わが国の典型的な都市型人口構成を有しています．登録患者総数は，開始から約3年の2014年4月末時点で3,985例でした．登録基準に伏見区民であることは問うておらず，伏見区外の住民も含まれるため，あくまで参考値ですが，登録患者数を伏見区の人口で除した**有病率**は表1の通りでした．この，総人口当たりの，あるいは高齢者層でのAF有病率は，総人口あたりで0.6％程度，高齢者で2～4％と報告されていた従来のわが国のデータを大きく上回る数値でした．

従来のわが国のデータ（心血管疾患全国調査[3]，日本循環器学会疫学調査[4]，倉敷市健診[5]）はいずれも，健診を受診する，あるいは健康調査に応募するような，比較的若くて疾患に対する関心も高い集団を対象としていること，そして健診の1回の心電図検査でAFを指摘された人数をもとに有病率が推算されていることに注意してください．したがって，こうした範疇に入らない高齢者や，多くの発作性AFは含まれていないことになります．未発見・未受診など医療機関にかかっていない人や，比較的発作頻度の低い発作性AFも含めると，AF患者数は

表1 ● 伏見区のAF有病率（参考値）

	全体	男性	女性
総人口	1.4％	1.7％	1.1％
70歳代	6.0％	7.1％	3.4％
80歳以上	7.6％	10.5％	6.4％

2014年4月末時点

さらに多く存在する可能性があります．

1) AF患者の臨床背景〜多様性に富む「リアルワールド」

ⓐ 伏見AFレジストリの臨床背景

　伏見AFレジストリ登録患者の臨床背景をまとめた最初の論文時点でのデータ（2012年6月末までに登録された3,183例）をご紹介します[1]．平均年齢は74.2歳で，最小21歳，最大106歳，70歳以上が69.7％，75歳以上が53.7％，80歳以上が33.2％を占めました（図1）．男性が59.3％で，発作性AFと慢性AF（持続性AF＋永続性AF）がほぼ同数でした（おのおの，46.0％，54.0％）．これは，欧米のAF患者の登録研究では平均体重が58.5 kgと60 kgを下回っており，50 kg未満の低体重患者が25.7％を占めました．これは，欧米のAF患者を対象とした大規模臨床試験では平均体重が軒並み80 kgを超えていることと比べて圧倒的に

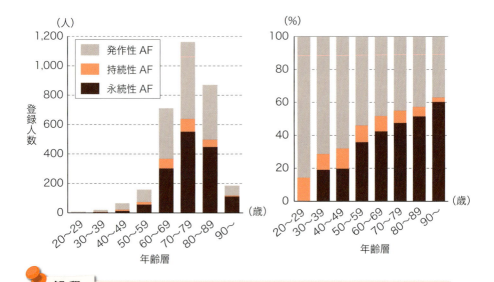

> **解釈**
>
> AF患者数は60歳代から急増し，患者の年齢が上がるにつれ，慢性AF（持続性＋永続性AF）の割合が増えています．

図1 ● 登録患者の年齢分布（伏見AFレジストリより）
文献1より引用

低体重であり，わが国のAF患者の特殊性がうかがわれました．

　登録患者は高齢であるため，併存症も多く，すでに脳卒中または全身性塞栓症の既往のある患者が21.9％でした．その他，高血圧が60.6％，心不全が27.0％，糖尿病が23.2％，冠動脈疾患が15.0％でした．AF患者の脳卒中リスク層別化においては$CHADS_2$スコアが日常臨床においては頻用されています．$CHADS_2$スコアの平均値は2.09で，低リスクの0点が11.2％，中間リスク1点が25.7％，高リスクの2点以上が63.1％との分布でした（図2）．

❺ J-RHYTHMレジストリ，心研データベースとの比較

　同じわが国のなかで比較しても，伏見AFレジストリ登録患者の臨床背景は，J-RHYTHMレジストリ[6]や心研データベース[7]と好対照をなしています．**J-RHYTHMレジストリ**は，日本心電学会が主体となって2009年から開始されたわが国最大のAF患者データベースですが，日本全国の循環器専門の大病院からの症例登録が大部分を占めます．また，**心研データベース**は，東京都心部の高

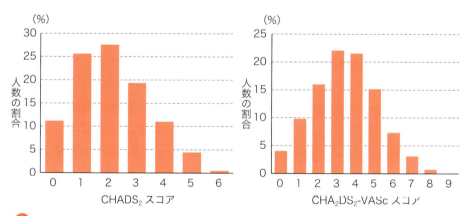

> **解釈**
>
> およそ90％のAF患者が中間リスク（$CHADS_2$スコア1点）以上の脳卒中リスクをもっていることがわかりました．

図2 ● 登録患者の$CHADS_2$スコア，CHA_2DS_2-VASc scoreスコア分布（伏見AFレジストリより）

文献1より引用

度医療機関である心臓血管研究所付属病院の外来患者が母集団です．

　伏見AFレジストリ登録患者は，J-RHYTHMレジストリ，心研データベースと比較して，より高齢で，各種併存症の合併率は高率でした（表2）．各種併存症の合併率は，軒並み伏見AFレジストリで高率でした（表2）．その結果として，$CHADS_2$スコアは伏見AFレジストリでより高値でした．J-RHYTHMレジストリでは，$CHADS_2$スコア0～1点の低～中間リスク患者が全体の半分を占め，$CHADS_2$スコア1点の患者数が最多であったことに比して，伏見AFレジストリでは，$CHADS_2$スコア0～1点が36.9％で，$CHADS_2$スコア2点の患者数が最多でした（図2）．このように，伏見AFレジストリ患者は，よりハイリスクであったにもかかわらず，抗凝固薬投与率はJ-RHYTHMレジストリより圧倒的に低値でした．J-RHYTHMレジストリ登録患者は，都心部に住み，比較的若年で併存症も少なく，疾患に対する関心も高く，循環器専門医がしっかりと抗凝固薬管理を行っている，という患者像です．一方，伏見AFレジストリ登録患者では，より高齢で併存症も多く，一般開業医によって管理されているケースも多いが，いろいろな理由で抗凝固療法が行われていないことも多い，という患者像が浮かびあがります．農村部のような，さらに高齢化の進んだ地域においては，一層違った現状があると推察され，同じ日本国内においてもAF患者には**さまざまな「リ**

表2 ● 伏見AFレジストリ，J-RHYTHMレジストリ，心研データベースの比較

	伏見AFレジストリ	J-RHYTHMレジストリ	心研データベース
平均年齢	74.2歳	69.7歳	66.4歳
80歳以上	32.1%	16.0%	NA
高血圧	60.6%	59.1%	43%
糖尿病	23.2%	18.2%	18%
心不全	27.9%	NA	20%
脳卒中/全身性塞栓症	21.9%	14.0%	6%
冠動脈疾患	15.0%	10.1%	10%
$CHADS_2$スコア	2.1	1.7	NA
抗凝固薬投与率	50.5%	89.0%	NA

（文献1, 6, 7を参考に作成）

アルワールド」が存在することがうかがわれます．

2）抗凝固療法の現状〜実臨床とガイドライン推奨の乖離

　　AFを原因とする心原性脳塞栓症や全身性塞栓症の予防には，**抗凝固薬**の有効性が高く，従来の**ワーファリン**に加えて，2011年以降は新たな作用機序を有する**DOAC**（直接型経口抗凝固薬）が臨床使用できるようになり，急速に診療の現場に浸透してきています（**第3章-3**参照）．わが国の心房細動治療（薬物）ガイドライン（2013年改訂版）[8]では，ワーファリンの使用はCHADS$_2$スコア2点以上，DOACは1点以上で推奨とされています．

　　ここからは，2012年10月までに登録された3,282例のうち1年フォローデータのある2,914例のデータを紹介します[2]．この頃は，まだDOACが本格的に普及する前で，ワーファリン時代の最終盤といえますが，DOACをあわせても抗凝固薬使用は53.1％にとどまっており（ワーファリンが50.6％），実臨床の現場においてはワーファリンの普及に限界が存在する様子が反映されています．CHADS$_2$スコア別の抗血栓薬（抗凝固薬ならびに抗血小板薬）投与状況を**図3**に示します．CHADS$_2$スコア0〜1点の低リスク症例に処方される"**over-use**"のケースもみられ，一方CHADS$_2$スコア2点以上のハイリスク症例に処方されない"**under-use**"のケースも多くみられました．このように，実臨床とガイド

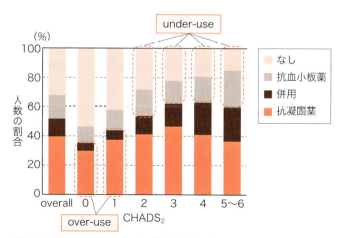

図3 ● CHADS$_2$スコア別の抗血栓薬投与状況（伏見AFレジストリより）

ラインに乖離がある様子が示されています．

また，ワーファリン処方患者における**PT-INR管理**の現状を図4に示します．わが国では，70歳以上の高齢者では管理目標値は1.6～2.6，70歳未満では2.0～3.0とガイドラインに設定されていますが，この基準を満たした患者は54.8％と全体では約半数に過ぎず，それ以外の大半は目標値に届いていませんでした．より管理目標値のハードルが低い70歳以上の高齢者においては，適正域に入っ

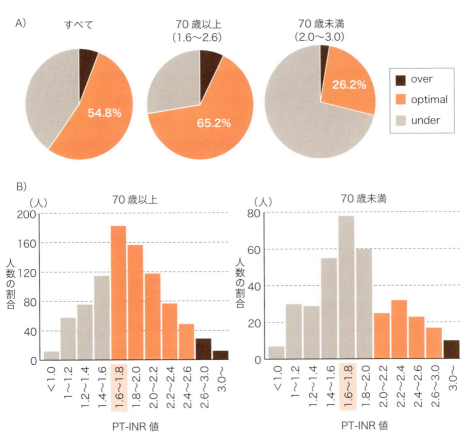

図4 ● ワーファリン服用患者の登録時PT-INR（伏見AFレジストリより）
A）年齢区分によるPT-INR適正域達成人数の割合
B）PT-INR値の人数分布
　　：PT-INR値の最頻値
文献2を参考に作成

ている患者は65.2％と比較的良好でしたが，70歳未満では26.2％にとどまっていました（図4A）．PT-INR値の分布は，70歳以上であっても未満であってもほぼ同等の分布を示しており，現場では年齢を考慮せずに同様に管理されている現状がうかがわれました（図4B）．総じて，ワーファリンは，投与されていても用量が不充分（under-dose）である現状が確認されました．こうしたunder-doseでの管理は，ワーファリン治療の質を損なう可能性があります．

このような，ガイドラインの推奨と実臨床の乖離は，今回の伏見区のデータに限ったことではなく，海外の報告でも同様にみられています[9]．

3）1年アウトカム～明らかとなったワーファリンの限界

こうしたワーファリン時代のunder-use，under-doseといった現状下で，AF患者の**1年アウトカム**を観察しました（図5）．驚くべきことに，脳卒中または全身性塞栓症の発症において，また大出血の発症においても，抗凝固薬（そのほとんどがワーファリン）投与群と非投与群の間に差がみられませんでした．抗凝固薬が投与されていても，出血を警戒して低用量で投与されているために効果を発揮できておらず，脳卒中の予防が不十分である現状が示唆されました．この結果は，ワーファリン時代の日常診療における抗凝固療法の限界を明らかにし，今後のDOAC時代に向けて警鐘を鳴らしています．

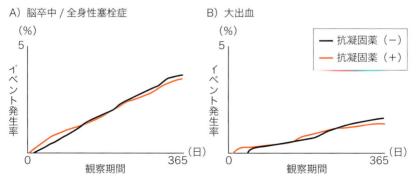

図5 ● ワーファリン時代の1年アウトカム（伏見AFレジストリより）
文献2を参考に作成

おわりに

　伏見AFレジストリは，2011年3月から登録を開始しましたが，現在もまだ新規患者の登録を続けています．だいたい毎年400例程度の上積みがあり，本稿執筆の2017年1月時点で5,000例を超えました．そのうち600人以上の患者がすでに亡くなられています．

　AFは単一の疾患というよりは，加齢や多くの基礎疾患を背景とした症候群です．その背景はきわめて**多様性**に富み，国，人種，地域，時代によってもさまざまに実態は異なるため，管理・治療方針も患者ごとに**個別最適化**する必要があります．今後，未曾有の**超高齢化社会**を迎えるわが国において，また脳卒中予防を目的とした抗凝固療法がワーファリンからDOACへ世代交代していく時代の変遷に伴って，AF患者の臨床背景や治療実態，そして脳卒中をはじめとするアウトカムがどのように変化していくか，伏見AFレジストリのデータ収集を続けつつ，見守り続けたいと思います．

文献

1) Akao M, et al：Current status of clinical background of patients with atrial fibrillation in a community-based survey: the Fushimi AF Registry. J Cardiol, 61：260-266, 2013
2) Akao M, et al：Inappropriate use of oral anticoagulants for patients with atrial fibrillation. Circ J, 78：2166-2172, 2014
3) Ohsawa M, et al：Rapid increase in estimated number of persons with atrial fibrillation in Japan: an analysis from national surveys on cardiovascular diseases in 1980, 1990 and 2000. J Epidemiol, 15：194-196, 2005
4) Inoue H, et al：Prevalence of atrial fibrillation in the general population of Japan: an analysis based on periodic health examination. Int J Cardiol, 137：102-107, 2009
5) Iguchi Y, et al：Prevalence of atrial fibrillation in community-dwelling Japanese aged 40 years or older in Japan: analysis of 41,436 non-employee residents in Kurashiki-city. Circ J, 72：909-913, 2008
6) Atarashi H, et al：Present status of anticoagulation treatment in Japanese patients with atrial fibrillation: a report from the J-RHYTHM Registry. Circ J, 75：1328-1333, 2011
7) Suzuki S, et al：Recent mortality of Japanese patients with atrial fibrillation in an urban city of Tokyo. J Cardiol, 58：116-123, 2011
8) Guidelines for pharmacotherapy of atrial fibrillation (JCS 2013). Circ J, 78 (8)：1997-2021, 2014
9) Steinberg BA, et al：Lack of concordance between empirical scores and physician assessments of stroke and bleeding risk in atrial fibrillation: results from the Outcomes Registry for Better Informed Treatment of Atrial Fibrillation (ORBIT-AF) registry. Circulation, 129：2005-2012, 2014

第1章　はじまりは心電図

Lesson 1

AF心電図で見るべきポイント

杉山裕章

ココが全力ポイント！

① AFの心電図診断は意外にカンタン！ R-R間隔とf波に着目せよ！
② V_1誘導見ずしてAF診断なし！ P波の欠如，f波の確認には最適！
③ AF以外の心電図所見も漏れなく指摘すべし！
④ AFのレギュラー化は要注意！（特に徐脈を呈する場合）
⑤ ジギタリス内服患者は運動負荷心電図には不向き！

はじめに

　血液・尿検査，X線，心電図，エコー，CT，MRI….
　AFの患者に対してなされうる検査を列挙してみました．このなかで，その患者がAFであるか否かを判定できる検査はどれでしょう？
　…答えはそう，**心電図**，ただそれだけです．AFに限らず，不整脈の診断手法は心電図以外にないことを再認識しましょう．心電図を見て正しく診断しないことにはAFの治療的介入はスタートしません！
　本稿では，基本的な診断法からはじめて，AF関連の心電図について解説します．また，伏見AFレジストリに登録された患者の心電図所見がどうであったかについても随時ふれます．

1 AFの心電図診断

はじめに，心電図でどうやってAFと診断するのかを述べます．実は，これはそんなに難しくありません．

実例で解説します．図1の心電図を見てください．動悸を訴える72歳，女性です．心電図診断はズバリAFなのですが，その診断理由（根拠）をあげてみると以下のようになるでしょうか．

① R-R間隔が全く不整
② 明瞭なP波（多くは洞性）の消失
③ 細動波（f波）の存在
④ 頻拍

①は"arrhythmia absoluta"（絶対性不整脈）という表現が示すように，AFをキング・オブ・不整脈たらしめる最大の特徴です．QRS波同士が何の規則性もなくバラバラに並びます．

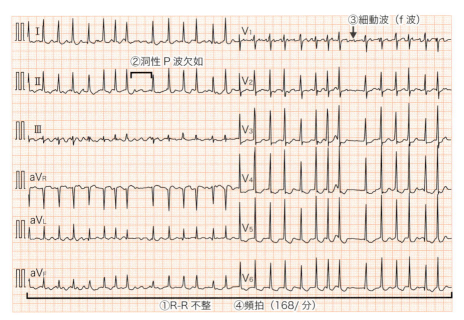

図1 ● 典型的なAF心電図

第1章　はじまりは心電図

次の②と③はセットで扱いましょう．AFになると，洞調律によるP波（洞性P波）が見えなくなり，かわりに**f波**（f wave）と称されるランダムな小波が出現します．

最後の④は，高頻度の心房興奮が心室へも伝わるためです．しかし，いわゆるレートコントロール薬を服用していたり，もともと房室伝導障害を合併する症例もあるため必須条件ではありません．

したがって，心電図を見てAFと診断するには，①～③を確認すればよいことになります．しかし，長い罹患期間を有する症例では，f波が確認しづらくなる場合があることも知っておきましょう（後述：fine AF参照）．

2　AFですか…？

心電図からAFと診断する方法は述べました．ポイントさえ押さえれば，それほど難しくないです．しかし，一見するとAFだけどじつは違うという場合が結構あります．そんな一例を提示します（**図2**）．これは94歳女性の心電図です．

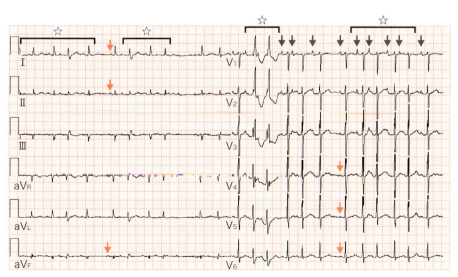

図2 ● AFと紛らわしい心電図
94歳，女性．V₁誘導で明瞭なP波が確認できるためAFではない．心房期外収縮が頻発・連発した状態．一部，心室内伝導障害による幅の広いQRS波も混在している（肢誘導3,6拍目，胸部誘導2,3拍目）．

いくつか波形の異なるQRS波が混じっていたり，R-R間隔もおおよそレギュラーとはいえない感じです．Ⅱ誘導などでも，P波はあるようなないような…．

素直に考えたらAFでしょうかね．でも，答えは否．V₁誘導を見てください．P波がないといえますか？

…ありますね．よく見ると非常にクッキリしています，P波（V₁誘導中↓）が！

その目でもう一度見直すと，肢誘導の5拍目，そして胸部誘導の7拍目は洞性P波のようです（Ⅰ，Ⅱ，aVF，V₄～₆誘導↓参照）．心房期外収縮が心配になるくらい頻発してはいますが（図中☆），この心電図は，一応，洞調律と判定されるものです．

何がいいたいか？…それはAFを疑ったら，必ずV₁誘導をチェックするクセをつけて欲しいということ．AFの大きな特徴であるf波は**V₁誘導**で見やすいことが多く，もともと胸部誘導においてP波の視認性が高く，不整脈診断に適した誘導とされるためです．『V₁見ずしてAF診断なし』と思ってください．

他にf波が見やすい誘導として，いわゆる下壁誘導（inferior leads）も有名です．なかでも，P波を確認するという点では**Ⅱ誘導**が代表的で，V₁誘導とともに必ずⅡ誘導は確認せよと言われる由縁はここにあります．

ただ，心電図（図2）のⅡ誘導でP波やT波をゴッチャにすると，一見f波のように見えてしまったりするので注意です．やはり，Ⅱ誘導だけでなくV₁誘導を含めて考えるようにしましょう．

3 f波の大きさとfine AF

AFの大きな特徴であるf波は，非常にランダム性が強く，1人の患者でも時間帯ごとに振幅や周波数，そして形状が大きく変動します．心電図の世界では，f波の見た目の大きさ，すなわち**振幅**による分類があります．あまり見慣れないかもしれませんが，f波に関する3分類を表形式でまとめてみました（表1）．

ごくごく簡単に．前述のように，f波は普通V₁誘導で最も顕著なので，そこのf波に着目します．振幅が何ミリ（mm）という基準は，あくまでも見た目，パッと見の印象で十分です．

V₁誘導のf波の振幅が2mm超なら「coarse AF」といい，文字通りギザギザの

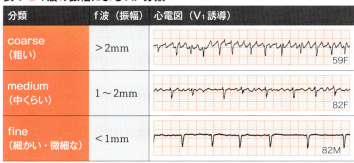

表1 ● f波の振幅によるAF分類

分類	f波（振幅）	心電図（V₁誘導）
coarse（粗い）	>2mm	59F
medium（中くらい）	1〜2mm	82F
fine（細かい・微細な）	<1mm	82M

粗いf波が特徴です．一方，振幅1mm未満で，あるのかないのか，かろうじて認識できるさざ波レベルだと「fine AF」です．これら両極端の中間，大多数のいわゆる普通のAFは「medium AF」といったところでしょうか．中くらいという意味ですね．

ここで注目してほしいのはfine AFです．coarse AFが発症早期や肥大型心筋症の一部で認められるのに対し，fine AFは長期に持続したAFで，絶え間なく痙攣し続けるうちにパワー切れになりつつある心房の様をあらわしていると考えるのがよいと思います（後述する心房静止はfine AFを背景に起きるケースが多いです）．

平均年齢74歳の伏見AFレジストリ集団（n = 3,979）でも約50％（2,038例）が慢性AFですが，そのうち12誘導心電図が確認できた例の4分の1弱（23％）がfine AFと診断できるものでした．意外に多いって感じませんか？

その昔は，長期持続性AFといえば僧帽弁狭窄症と相場が決まっていて，拡大しきった巨大左房だと心電図がfine AFになるんだと考えられた時期もあったようです．しかし，現在までにf波振幅とAF持続期間や左房サイズなどとの明確な相関は証明されていません[1]．

罹患期間に加えて，背景疾患や抗不整脈薬，さらには近年盛んになりつつあるカテーテルアブレーションでの左房焼灼などは，どれもf波の外見に影響する可能性があります．ですから，fine AFを見たとき，既往や治療歴や臨床経過，そして服薬などと対応させて考えることが大切です．

一方,まとまった文献などはまだないようですが,fineなf波の存在と,AF患者の死亡や脳梗塞,心不全などの心血管イベント発症などとの関連性が学会レベルでは報告されていて,非常に興味深いです.

4 AFだけで満足しない

ポイントさえ押さえれば,心電図でAFと診断するのは比較的容易です(もちろん時にやっかいな場合もありますが).ただ,AFと診断できただけでヤッターと思って,そこで心電図読解をやめてしまわないようにしましょう.

伏見AFレジストリにおいても,AF中の12誘導心電図が確認できた2,576例のうち,AF以外の所見が何もなかったケースは24%だけでした.つまり,AFであることに加えて,全体の約4分の3（76%）の症例では何らかの付随の心電図所見があるのです.これを読み落としてはいけません.

AF患者が呈する心電図異常に関する大規模かつ詳細な報告はほぼ皆無ですが,伏見AFレジストリの登録時心電図（AF時）では,**異常Q波**25%,**心室内伝導障害**（脚ブロックなど）が10%,**ST低下**が25%,**T波異常**が41%と,いずれも一般健常人の健診その他の報告データに比べると圧倒的な高値となっています.

ごくごく最近ですが,AF患者のワイドなQRS波（心室内伝導障害）が,全死亡や心血管死などと関連することが報告され[2],**AF心電図の"＋α"的所見**を漏れなく読み通せる力が必要とされていると思います.

ですから,AF心電図を見たとき,AF自体の診断をしても,まだ半分です.残りの所見も漏れなく指摘するぞという心がけでいることが大事ですね.

5 いわゆる"レート"の述べ方

次は心拍数に注目しましょう.いわゆる"レート（rate）"です.AF時の心拍数は,高頻度の心房興奮の一部が房室結節を通して心室に伝わることで決まります.これは**心室応答**（ventricular response：VR）とよばれる概念です.AFは絶対性不整脈ですので,特定の数値でというよりは,以下の3区分で心拍数を表現することが多いです.

＜ 50/分　　→ 遅い心室応答（slow VR）
　　50〜100/分 → 中等度の心室応答（moderate VR）
　　＞ 100/分　→ 速い心室応答（rapid VR）

　例えば最初に掲げた心電図（**図1**）なら，全部で10秒間の記録範囲にQRS波が28個あるので，心拍数としては168/分になります（もちろん，左右いずれか5秒間で数えて12倍してもOKです）．
　『心拍数170/分程度の速い心室応答を伴う心房細動です』
　プレゼンするなら，こんな風でしょうか．若年者だったり，房室結節やHis-Purkinje系に異常もなく，房室伝導抑制薬でレートコントロールされていない場合，AFはこのように頻拍傾向を呈するものです．
　「〜の心室応答を伴う（った）」という表現が煩わしければ，**頻脈性AF**という別の言い方もあります．逆に遅い心室応答の場合には，**徐脈性AF**とよんでください．

6　R-R間隔のレギュラー化にご注意

　"irregularly irregular"…そんな表現がなされるほど，とにかくイレギュラーなR-R間隔がAF心電図の大きな特徴です（"irregular"の二重重ねは，なんの規則性もなくトコトン不整というニュアンスでしょう）．
　ところが，AFなのにR-R間隔がレギュラーになることがあります．適切な日本語がないのですが，「**AFのレギュラー化**（regularization of AF）」という表現が時々されます．この状況を考えてみます．

1）頻脈編

　普通のAFでも，心室応答が速くなればなるほど，R-R間隔が一見レギュラーっぽく見えます．頻脈性AFでは，R-R間隔だけでなくT波の間隔もつまるため，f波が小さい人ではAFかどうかの診断がしづらいとされます．
　…しかし本当にそうでしょうかねぇ．"腐っても鯛"，ではないですが，頻脈になっても，AFではR-R間隔はイレギュラーのはず．R-R間隔が一番つまったところと一番あいたところの差異に着目するクセをつけるとよいですよ（もちろん

"discrete P"もないはず）．自信をもってAFの不整を暴いてください．

これはニセのレギュラー化でしたが，頻脈の方では，ちょっと前まで頻脈性AFだったのに突然レギュラー頻拍に変わる病態が大事です．**通常型心房粗動**が多いですが，一例を示します．

図3Aをご覧ください（ホルター心電図からの抜粋です）．左端の帯，これは**心拍数トレンドグラム**とよばれ，経時的にR-R間隔から算出される心拍数をプロットしたものです．星くずみたいなバラバラ R-R間隔が，14：46後半からほぼ一直線になっていますし（→），ミニチュア圧縮波形からもなんとなくわかります．図3Bの拡大波形（12.5mm/秒）でも2段目中頃から，CM_5誘導（ch.1）もNASA誘導（ch.2）も明瞭な粗動波が確認できます．

他にも，器質的心疾患を有していたり，開心術後やカテーテルアブレーション施術後では，非通常型心房粗動や心房頻拍などへの移行もありえます．

2）徐脈編

AFのレギュラー化で話題にしたいのは，むしろこの徐脈の方です．高率にペースメーカー植込みの適応となる病態でもあり，臨床的重要性も高いです．

AFがレギュラー化して徐脈を呈する場合，QRS波の「黒幕」が房室接合部ないし心室による補充調律でないかと疑う必要があります．想定すべき病態としては**完全房室ブロック**（complete AV block）と**心房静止**（atrial standstill）の2つです．

❶完全房室ブロック

まずは1つ目の病態から．さっそく次の心電図をご覧ください（図4）．どう読むべきでしょうか？

心拍数は48/分くらい．R-R間隔はレギュラーですね．固定のP波はなさそうで，かわりにV_1誘導にf波があるのでAFです．そう，これがAFがレギュラー化して徐脈を呈する状況なんです．

正確な診断は「完全房室ブロックを伴った（合併した）AF」となるでしょうか．薬剤または刺激伝導系の器質的トラブルのため，心房で生じている高頻度な電気興奮が房室伝導されないため，やむなく房室接合部がお助け船的に心室へ司令を出してくれている状況と理解できます．

A）心拍数トレンドグラムと圧縮波形

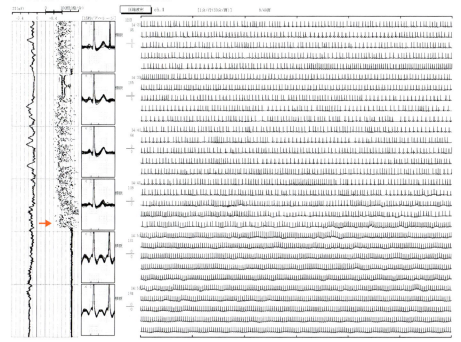

B）拡大波形

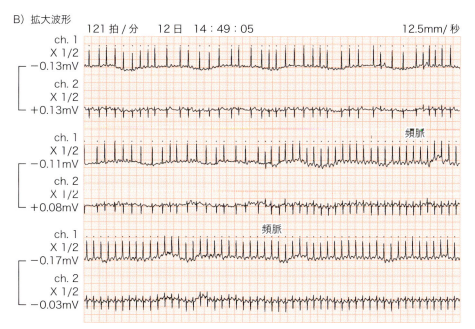

図3 ● AFからレギュラー頻拍への移行

61歳, 男性. ホルター心電図. 14：46にAFからAFL（心房粗動, 2：1伝導）に移行している. AFLよりもAF時にやや心拍数が減少するのは, 不顕伝導（concealed conduction）の存在で理解される.

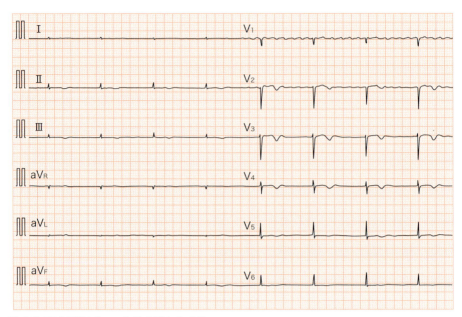

図4 ● 完全房室ブロックを合併したAF
66歳，男性．心拍数48/分程度でR-R間隔はレギュラー．V_1誘導に明瞭なf波が確認できる．AF中に完全房室ブロックとなると，f波が残存したまま補充調律のためR-R間隔がレギュラー化する．QRS波の幅は狭く，心拍数からも補充中枢は房室接合部として妥当．

　　AFの場合，P波を欠くため，もともと房室ブロックの詳細な程度診断（1度，2度など）はできません．ただ，ほぼ唯一と言ってよいのですが，このように補充調律が顔を出したときだけ，完全（3度），つまり最重症の房室ブロックという診断が下せるというわけです．
　　もちろん，何らかの理由で房室接合部から補充収縮が出ない場合，レート的にはかなり遅いペース（一般的には30±10/分程度）で心室からのエスケープ（お助け船）が出ることも知っておいてください．

❺ 心房静止
　　AFのレギュラー化・徐脈のもう1つは「心房静止」という病態です．これは，350～600回/分とも言われるペースで痙攣し続けることにバテてしまった心房筋が"ブレーキ"になることで生じます．心房静止の背景もfine AFで述べたと

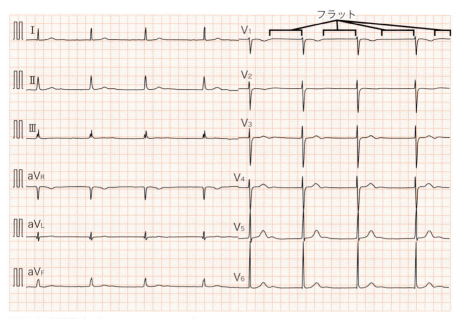

図5 ● 心房静止（atrial standstill）
83歳，女性．心拍数は48/分，R-R間隔はレギュラー．P波がなく，QRS波とT波以外は完全にフラットとなっている．慢性AFでフォロー中であったという病歴も「心房静止」の診断には重要．

きと同じく，罹患歴が長い慢性AFと相場が決まっています．

　AFが停止するわけですから，普通は洞結節が自身のリズム（洞調律）を刻んでくれるはずです．でも，その号令にすら心房が反応できないほど疲弊しているか，またはAF持続下に冬眠状態であった洞結節が，自分にいきなりお鉢が回ってきても対応できないというわけです．その結果としてP波がつくられないため，当然QRS波は補充調律のお世話になります．

　完全房室ブロックも最重症でしたが，その意味では，こちらは究極の洞不全症候群の1つという見方もできると思います．

　具体的な心電図をお示しします（図5）．まず心拍数は48/分くらいで，たしかにR-R間隔はレギュラーです．R-R間隔はレギュラーでP波が確認できないのは図4と共通ですが，完全房室ブロックとの最大の違いは，どこを見てもf波がないことです．QRS波とT波を除く部分が完全にフラット，一直線になって

いる点がポイントです．心房が活動している証拠が何一つありませんね（V_1誘導をチェックしてみて下さい）．

　もちろん，AF非合併の洞不全症候群（完全洞停止）でも原理的には同じ心電図を呈しますから，診断のポイントは長期のAF罹患歴にあります．この女性もたしかにそうでした．

◉2 病態の鑑別は容易か？

　典型的な例だけを見たら，そりゃ完全房室ブロックか心房静止かを誰でも簡単に見分けられそうです．f波があるかないかがポイントでしたね．

　…でも，現実はそう甘くありません．もともとf波が小さいfine AFがレギュラー化した徐脈を呈した場合，完全房室ブロックか心房静止か判断に悩むことはあります．こういう場合，心電図だけを見ていても解決しませんよ．患者の話やカルテからAF罹患歴や基礎病態に加えて，投薬量（房室伝導抑制薬）や過去の心電図などの情報をフル活用しながら診断を進めてください（ただ，特別可逆的な理由がない場合，ペースメーカ適応となることが多い点は両者共通です）．

7 ジギタリス効果

　伏見AFレジストリでは12％の症例がジギタリス製剤"あり"で登録されています．心不全ないしAFのレートコントロールが一般的用途でしょうか．

　ジギタリスを内服すると，個人差がありますが，大なり小なり**ジギタリス効果**（digitalis effect）と一括される心電図変化を生じるとされます．

　最も有名な変化は「**盆状ST降下**」で，ST部分が丸みをもって右下がりに下降した状態を指します．他にもT波異常（平低化・二相化・陰転化）やQT短縮などが生じるとされます．

　ただし，ジギタリスを飲んだ全員がビシッとこの典型所見を呈するわけではありません．ジギタリス内服量や血中濃度，電解質や他薬剤の影響，そして何より当該患者のベースライン所見（脚ブロック・左室肥大・虚血性変化など）に大きく影響されると思われます．

　ですから，心電図だけを見て「この人はジギタリスを飲んでいる・いない」を議論しようとは，ゆめゆめなさらないでください．そんなとき見るべきは心電図

ではなく処方箋です！

　ジギタリスを飲んでいるかどうかの情報は，洞調律例も含めて運動負荷心電図を検討する際にも大事になってきます．虚血性ST低下が起きやすいV_4〜V_6誘導にベースラインST-T変化を呈する左室肥大，完全左脚ブロックやWPW症候群が運動負荷心電図に向かないのと同様，ST偏位に影響を受けるジギタリス内服者では通常の理論で虚血性変化の判定はできないと考えるべきです．ですから，事前のチェックが必要ですね．

　また，臨床的に問題となる「**ジギタリス中毒**」（digitalis toxicity）は，不整脈を生じた場合の用語ですが，AF中に限って言えば，AFレギュラー化で述べた完全房室ブロックや心室期外収縮頻発（時に心室頻拍）などが該当します．詳細は成書をご参照ください．

おわりに

　以上，AFにまつわる心電図について，基本的な診断基準や心拍数の考え方や付随所見の重要性を述べました．また，徐脈（拍）時に問題となるレギュラー化したAF，ジギタリスによるST変化も扱いました．心電図を正しく読むことが，適切な診療につながれば幸いです．

文　献
1) Morganroth J, et al：Relationship of atrial fibrillatory wave amplitude to left atrial size and etiology of heart disease. An old generalization re-examined. Am Heart J, 97：184-186, 1979
2) Andrade JG, et al：ECG features associated with adverse cardiovascular outcomes in patients with atrial fibrillation: a combined AFFIRM and AF-CHF analysis. J Cardiovasc Electrophysiol, 27：404-413, 2016

第1章 はじまりは心電図

Lesson 2 発作性か？ 慢性か？

高林健介

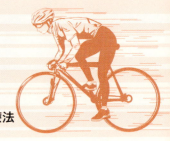

ココが全力ポイント！

① AFの分類を適切に行う！
② 自覚症状へしっかりと対処する！
③ AFの進展を遅らせる！
④ 分類によらず脳卒中リスクが高ければ適切に抗凝固療法を行う！

はじめに

　AFが存在することで動悸や胸部違和感を認める人もいますが，その一方で無症状の人もいます．現在のわが国では，**発作性心房細動**（以下発作性AF）や，昔は慢性とよんでいた**持続性心房細動**（以下持続性AF），**永続性心房細動**（以下永続性AF）といった分類があります．それぞれの分類により異なることは何でしょうか？本稿では，AFの分類とその意義について解説します．

1 初診時

　AFの患者にはじめて向き合う場合に，その患者が洞調律で診察するときと，今まさにAFを発症しているときがあります．洞調律で診断するときには，24時間ホルター心電図，入院中のモニター心電図や症状から診断します．AFを心電図上ではじめて診断したときには**初発心房細動**（以下初発AF）とよばれます．

　その後に行うAFの分類において重要なことが**病歴**です．病歴聴取では動悸や

息切れといった**症状**の有無や，いつからその症状を認めているか，どれくらいの時間で治まるかなどを中心に聞いていきます．このように，病歴・症状や心電図所見により総合的にAFの分類を行います．

分類

　AFは，AFがどれだけ継続して起こっているか，または元の洞調律へ復帰するかで分類されています．初発AFは心電図上ではじめて確認されたものであり，じつは以前よりAFが継続していることもあります．初発AFを診断した後に，臨床上で用いられる分類を図1に示しています．発作性AF，持続性AF，永続性AFの3分類が臨床上で汎用され重要となる分類です．特徴としては，発作性AFは若年者に多く，高齢になれば永続性AFの割合が増加する傾向にあります[1]（**序章 図1参照**）．また，発作性AFに比べて，持続性や永続性AFでは脳卒中リスクを評価するためのCHADS$_2$スコアも高く，多くの併存症を有していることが多いです[2]．

　ここで重要なのはAFの分類は時間とともに変化することを理解しておくことです．発作性AFが持続性AFや永続性AFへ**移行**することがあります．その時々の診察で確認や修正を行う必要があります．また，発作性AFに対する分類とし

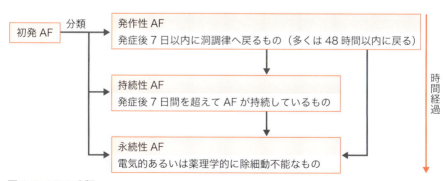

図1 ● AFの分類
AFの分類は，AFの持続時間と洞調律へ復帰するかで分けられている．

て**慢性AF**と分類することもありますが，慢性AFは持続性AFと永続性AFの両者を含む分類です．さらに，これらの分類以外にも**孤立性AF，長期持続性AF**といった分類も存在しています．

3 臨床症状

患者と向き合ううえで**症状**に対処することは非常に重要なことです．まずは，AFによりどのような症状があるかを判断します．**表1**に示すように発作性AFで症状を認めることが比較的多いです[2]．発作性AFでは，普段は洞調律であることから，脈の不整や，やや急な頻脈を認めることにより動悸の症状を認めることが多くなります．持続性AFや永続性AFでは，AFの持続している時間が長いため動悸症状を認める割合は少ないです．ただし，AFが存在することによるatrial kickの減少や頻脈から，心拍出量の低下により，倦怠感やふらつきを認めることや，肺うっ血による労作時の息切れなどの症状を認めます．

4 臨床症状への対応

主に発作性AFなどの動悸症状に対しては，電気的あるいは薬理学的除細動を行い洞調律へ復帰させる方法があります．洞調律へ復帰後は抗不整脈薬（**リズムコントロール薬**）の内服を継続することや，**カテーテルアブレーション**で洞調律の維持を行うこともあります．AFへの洞調律維持はQOLを改善させますが，死亡率の低下には有用性がないことが報告されています[3]．

表1 ● 分類別の自覚症状（伏見AFレジストリより）

	発作性AF	持続性AF	永続性AF
症状あり	64.2%	55.2%	30.5%
動悸	52.7%	39.0%	12.3%
息切れ	11.6%	20.5%	15.8%
易疲労感	7.2%	6.2%	10.6%
ふらつき	5.5%	5.0%	3.6%
胸痛	3.8%	3.1%	1.5%

解釈

発作性AFでは臨床症状を自覚している割合が高いことがわかります．

永続性AFへ移行すると，**レートコントロール薬**による心拍数の調整を軸として治療をします．伏見AFレジストリからの報告でも発作性AFではリズムコントロール薬で洞調律の維持をしていることが多く，持続性・永続性AFではレートコントロール薬で心拍数の調整をメインにしていることが日常臨床でも反映されていました（**第4章-1 図2**参照）[2]．

心不全を併存している場合は，洞調律の維持や心拍数の調整だけでなく，利尿薬や降圧薬も用いることにより，うっ血や心負荷を減らすことも目標として治療をします．

⑤ 抗凝固療法

AFの管理において最も重要な点の1つとして，脳卒中や全身性塞栓症の発症予防があります．現在はAFの分類型に関係なく脳卒中リスクを評価して，抗凝固療法を行うことが推奨されています．しかしながら，実際の診療の現場では，図2に示すように発作性AFの方が持続性AFと永続性AFの群よりも，抗凝固療法が行われていないことがわかります[1]．脳梗塞の発症リスクはAFの分類型で差はない[4]とされていますが，われわれは伏見AFレジストリのサブ解析から，発作性AFでの脳卒中リスクは慢性（持続性または永続性）に比べて低いことを報告しています．これは$CHADS_2$スコアやCHA_2DS_2-VAScスコアの因子を入れて多変量解析を行っても独立した因子でした（図3，**第5章-8**参照）[2]．伏見AFレジストリからだけではなく，近年は同様に発作性の方が脳卒中が少ないという報告がされています[5,6]．実臨床の現場で，発作性AFへの抗凝固薬の処方率が低いことは，処方医が経験的に発作性AFでは脳卒中リスクが低いと感じていることを反映しているのかもしれません．今までの定説と異なる結果が示されていますが，今後はさらなる報告や研究により，脳卒中リスク評価にAFの分類型が考慮される可能性もあることを示唆しています．しかしながら，発作性AFであっても高リスクの群にはしっかりと抗凝固療法を行うこと，現時点では分類型によらずに脳卒中リスクを評価して抗凝固療法を行うことが重要です．

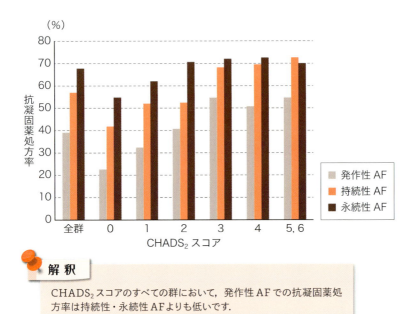

図2 ● **CHADS₂スコア別での抗凝固薬処方率**

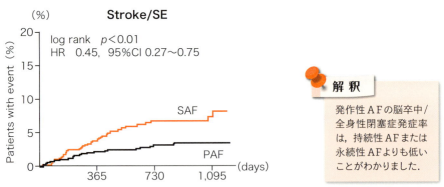

図3 ● **発作性と持続性・永続性AFでの脳卒中/全身性塞栓症発症率（伏見AFレジストリより）**

文献2より引用

6 抗凝固療法の導入

　実臨床において，発作性 AF では抗凝固療法の必要性は本当に低いのでしょうか．ここで言えることは，現在の高齢化社会やさまざまな併存症，背景を加味して，それぞれの患者や家族へしっかりと抗凝固療法の意義とリスクを**説明**して，医師と患者のあいだで**合意形成**することが重要，ということです．

　確かに発作性であると，感覚的にはリスクが少なく感じることもあるかとは思いますが，発作性であっても $CHADS_2$ スコアや CHA_2DS_2-VASc スコアでしっかりと脳卒中リスクを評価して納得してもらい抗凝固療法を開始します．実際に心原性脳塞栓を起こした人のなかで 31.6 ％ が発作性 AF であったことも報告されています[7]．また，AF の持続時間が長くなると脳卒中リスクが高くなることが示唆されている[8]ことから，発作性 AF から持続性・永続性 AF へ移行させないようにすることも重要です．そのためには，血圧や心不全のコントロール，生活習慣の改善を行う必要があります．AF に出会ったら脳卒中リスクだけを評価するのではなく，併存症やリスクファクターも含めて包括的に診ていくことが必須です．

おわりに

　最後になりますが，発作性であっても過小評価をせずに，その他のリスクファクターをコントロールしながら，適切に本人や家族の理解を得て抗凝固療法を導入していくことが重要です．

文献

1) Akao M, et al：Current status of clinical background of patients with atrial fibrillation in a community-based survey: the Fushimi AF Registry. J Cardiol, 61：260-266, 2013
2) Takabayashi K, et al：Incidence of stroke or systemic embolism in paroxysmal versus sustained atrial fibrillation: the Fushimi atrial fibrillation Registry. Stroke, 46：3354-3361, 2015
3) Ogawa S, et al：Optimal treatment strategy for patients with paroxysmal atrial fibrillation: J-RHYTHM Study. Circ J, 73：242-248, 2009
4) Hohnloser SH, et al：Incidence of stroke in paroxysmal versus sustained atrial fibrillation in patients taking oral anticoagulation or combined antiplatelet therapy: an ACTIVE W Substudy. J Am Coll Cardiol, 50：2156-2161, 2007
5) Koga M, et al：Higher risk of ischemic events in secondary prevention for patients with persistent than those with paroxysmal atrial fibrillation. Stroke, 47：2582-2588, 2016

6) Toyoda K, et al：Trends in oral anticoagulant choice for acute stroke patients with nonvalvular atrial fibrillation in Japan: the SAMURAI-NVAF study. Int J Stroke, 10：836-842, 2015
7) 出口一郎, 他：心房細動（発作性と持続性）における重症度, 予後等の相違.「脳卒中データバンク 2015」（小林祥泰/編）, pp58-59, 中山書店, 2015
8) Boriani G, et al：Device-detected atrial fibrillation and risk for stroke: an analysis of >10,000 patients from the SOS AF project (Stroke preventiOn Strategies based on Atrial Fibrillation information from implanted devices). Eur Heart J, 35：508-516, 2014

第2章　全身を評価する

Lesson 1　年齢

山下侑吾

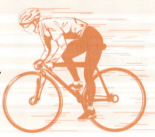

ココが全力ポイント！

① 年齢はAFの新規発症と脳卒中発症の両方に関連する！
② 高齢者は，併存疾患だけでなく，転倒・認知症・フレイルにも注意！

はじめに

　循環器疾患に限らず，さまざまな疾患で「**年齢**」は，疾患の予後やそれに対する治療方法にも大きな影響を与える大きな因子です．AFにおいても，年齢は，AFの新規発症リスクと，AFからの脳卒中発症リスクの両方に関連する重要な因子です．また，近年急速に進む高齢化社会において，高齢の患者にどこまでの治療をどのように行うかというのも重要な課題です．

　本稿では，このAF診療にとって非常に重要な「年齢」について概説します．

1　超高齢化社会の到来

　わが国の65歳以上の**高齢者人口**は，2015年時点で過去最高の3,392万人となり，総人口に占める割合（高齢化率）も25％と過去最高となりました．総人口が減少するなかで，高齢者が増加することにより高齢化率はさらに上昇を続け，2035年には33％となる見込みです（**図1**）[1]．まさに日本は，未曾有の**超高齢化社会**を迎えようとしています．

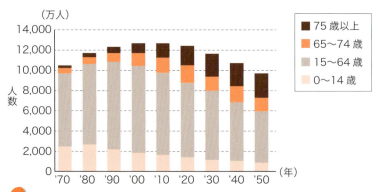

> **解釈**
>
> 2035年には3人に1人が65歳以上の高齢者となる見込みであり、まさしく超高齢化社会を迎えようとしています。

図1 ● 日本の人口構成および将来予測
文献1を参考に作成

2 高齢化とAF

　伏見AFレジストリでの，5歳ごとに分けた登録患者の年齢分布を**図2**に示します．患者数としては，75〜79歳で一番多いですが，80歳以上の患者数も全体の31％を占め，約3分の1の患者は80歳以上であることがわかりました．さらに，85歳以上の**超高齢者**も全体の14％を占めており，超高齢のAF患者も相当数存在していることがわかります．

　近年，AFによる心原性脳塞栓症の予防を目的とした「抗凝固療法」の重要性がますます注目されています．今後，高齢者に抗凝固療法を施行する機会は，さらに増加すると考えられます．

3 年齢とAFによる脳卒中のリスク

　抗凝固療法の適応患者を考える際に，AFによる脳卒中のリスクの評価がしばしば行われます．日本で汎用されている**CHADS$_2$スコア**では年齢を脳卒中のリスクとしてとり入れています．また，欧州では，前述のCHADS$_2$スコアをより

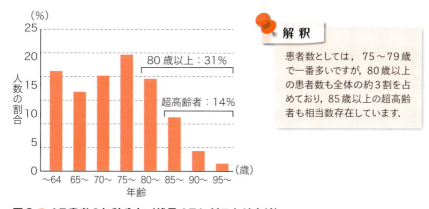

図2 ● AF患者の年齢分布（伏見AFレジストリより）
文献2を参考に作成

細分化したCHA$_2$DS$_2$-VAScスコアが使用されています．同スコアでは，65歳以上では1点ですが，75歳以上では2点のリスクとしており，高齢をよりリスクの高い状況と判断しています．

伏見AFレジストリでの，年齢別による脳卒中/全身性塞栓症のイベント発生状況を図3に示します．74歳以下の若年群では1.3％/年，75〜84歳の高齢者群では2.8％/年，85歳以上の超高齢者群では5.1％/年，と高齢になるほど脳卒中のリスクは上昇し続ける傾向がみられました[2]．AFによる脳卒中予防のため抗凝固療法の適応を考える際に，「年齢」という因子は非常に重要なものと考えられます．

4 年齢と抗凝固療法

前述の通り，高齢になるほど，脳卒中のリスクは増加しますので，予防のための抗凝固療法の必要性は増加すると考えられます．しかしながら，高齢になるほど，さまざまな併存疾患を有することが多くなり，病態は複雑化し，抗凝固療法施行に伴う出血のリスクも高くなります．事実，50歳未満に比べ，80歳以上の出血リスクは4.5倍となるとの報告があります[3]．抗凝固療法施行中の大出血は致命的となることも多いため，特に高齢者では，出血を警戒して抗凝固療法を見

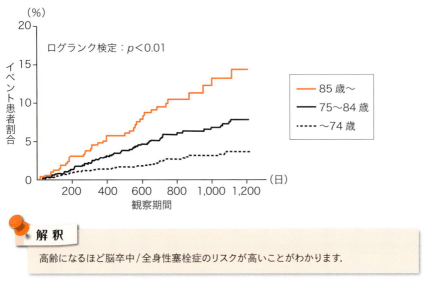

> **解釈**
> 高齢になるほど脳卒中/全身性塞栓症のリスクが高いことがわかります．

図3 ● 年齢別による脳卒中/全身性塞栓症のイベント発生状況（伏見AFレジストリより）
74歳以下，75〜84歳，85歳以上の3群に分けた．
文献2より引用

合わせるケースも多くなります．

　伏見AFレジストリでの，年齢別による抗凝固療法の施行率を図4に示します．抗凝固療法施行率は75〜79歳でピークとなっていますが，その後は年齢上昇とともに下がっています．特に85歳を超えると，処方率が目立って低下していることがわかります．この背景には，やはり高齢による出血リスクを警戒し，抗凝固薬の投与を手控える処方側の心理が影響しているものと推察されます．日本では，高齢者において特に出血リスクを警戒し抗凝固療法に対して慎重な対応をとっていると考えられます．

　しかしながら，伏見AFレジストリでの，年齢別による大出血のイベント発生状況を見ると，脳卒中/全身性塞栓症のイベント発生とは対照的に，年齢による大出血のリスク上昇はあまり目立ちませんでした（図5)[2]．こうしたことより，高齢者であるといった理由のみで，過剰に抗凝固療法を控える姿勢には注意する必要があると考えられます．

第2章　全身を評価する

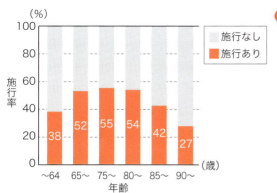

解釈
抗凝固療法施行率は75〜79歳でピークとなり，その後は年齢上昇とともに下がっています．高齢による出血リスクを警戒し，抗凝固薬の投与を控える処方側の心理が影響しているものと推察されます．

図4 ● 年齢別による抗凝固療法の施行率（伏見AFレジストリより）
文献2を参考に作成

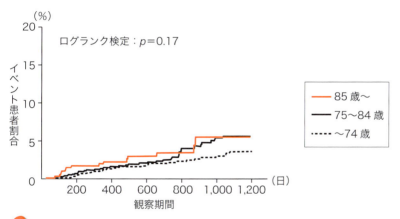

解釈
脳卒中/全身性塞栓症のイベント発生とは対照的に，年齢による大出血のリスク上昇はあまり目立ちませんでした．

図5 ● 年齢別による大出血のイベント発生状況（伏見AFレジストリより）
74歳以下，75〜84歳，85歳以上の3群に分けた．
文献2より引用

5 高齢者における抗凝固療法での注意点

　高齢者に抗凝固療法を施行する場合，併存疾患だけでなく，高齢者特有の特徴を考慮する必要があります．注意すべき特有の問題として「転倒」「認知症」「フレイル（虚弱）」があげられます．

1) 高齢者の転倒と出血

　高齢者には**転倒**のリスクがあり，年齢が増加するにつれて転倒のリスクは増加するとされています．高齢者の1年間の転倒発生率は約12％程度と報告されています[1]．実際の臨床現場では，こうした転倒による出血のリスクを警戒し，抗凝固療法を断念するケースも多くみられます．

　しかしながら，転倒による出血リスクを検討した研究では，ワーファリン治療の有無で，転倒による出血リスクには差がないと報告しています[4]．また，高齢者を対象にした別の研究では，抗凝固療法による血栓塞栓症の予防効果は，転倒による出血リスクを上回るとしています[5]．これらの報告は，高齢者の転倒による出血リスクがそれほど高くないことを示唆し，高齢者における転倒のリスクは，決して抗凝固療法の禁忌とはならないことを示しています．われわれは，こうした報告を参考にしつつ，個々の症例に応じて慎重に抗凝固療法の適応を判断する必要があると考えられます．

2) 高齢者の認知症と内服アドヒアランス

　内服アドヒアランスは，抗凝固療法の効果および副作用において，重要であり，十分に考慮する必要があります（第5章-2参照）．高齢に伴い，**認知症**患者は増加し，最近の調査によると日本の認知症の有病率は，65歳以上の高齢者では15％にも及ぶと報告されています．認知症は，内服アドヒアランスに影響し，重要な点と考えられます．内服アドヒアランスを保つために，患者本人だけでなく家族を含めて，内服継続の重要性を伝えることが大切です．

3) 高齢者のフレイル（虚弱）と抗凝固療法

　老年医学の分野では，高齢による衰弱を「**フレイル（虚弱）**」と表現し，低栄養や老化を背景とし，さまざまな病態との関連が指摘され，近年注目されています．フレイルそのものとAF患者の抗凝固療法施行時の出血のリスクについて検

討した報告は少ないですが，フレイルを有する高齢者では，出血リスクを危惧して抗凝固療法が避けられる傾向があり，死亡を含めた臨床イベントを起こしやすいと報告されています[6]．

抗凝固療法の適応を考える際に，日常臨床では，大規模臨床試験などで検討されるような一般的な患者背景だけでなく，フレイル等のような患者の全身状態も重要な要素となります．こうしたフレイルを有する高齢患者に，抗凝固療法を行った方がよいのかどうか悩むケースが多く，同領域の知見の集積が望まれます．しかしながら，フレイルということだけで抗凝固療法を控えるのではなく，患者を総合的にみて考える事が大切です．

おわりに

AFにとって，紛れもなく年齢は大きな因子です．抗凝固療法の適応を考えるうえでも，非常に重要な因子と考えられます．日常臨床では「高齢」という理由だけで抗凝固療法が控えられるケースが多いと考えられます．しかしながら，あくまでも個々の症例で適応判断を行い，患者の嗜好や希望を加味したうえで，患者とともに慎重に考えることが大切であることを，最後に強調したいと思います．

文 献

1）平成26年高齢社会白書（http://www8.cao.go.jp/kourei/whitepaper/index-w.html）
2）Yamashita Y, et al：Clinical characteristics and outcomes in extreme elderly（age ≥ 85 years）Japanese patients with atrial fibrillation: the Fushimi AF Registry. Chest, 149：401-412, 2016
3）Pugh D, et al：Attitudes of physicians regarding anticoagulation for atrial fibrillation: a systematic review. Age Ageing, 40：675-683, 2011
4）Sellers MB & Newby LK：Atrial fibrillation, anticoagulation, fall risk, and outcomes in elderly patients. Am Heart J, 161：241-246, 2011
5）Donzé J, et al：Risk of falls and major bleeds in patients on oral anticoagulation therapy. Am J Med, 125：773-778, 2012
6）Perera V, et al：The impact of frailty on the utilisation of antithrombotic therapy in older patients with atrial fibrillation. Age Ageing, 38：156-162, 2009

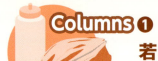

Columns ❶
若年 AF 患者解析が目指すところ

髙木大輔

　先日，2015年度の国民医療費が40.0兆円と国民総生産（GDP）の8.3％と発表されました．その一方で少子高齢化は進み，15～64歳人口の65歳以上人口に対する比率は，2030年には1.8人に1人，すなわち約2人で1人の高齢者を支えていかなければならない時代がせまっています．国民皆保険制度の崩壊，果ては日本沈没も大げさな話ではなくなってきちゃいますよね．しかし，ここ日本は儒教が根付いていますので「おじいちゃん，おばあちゃん，お国のために堪忍しておくれ！」なんていうのはまかり通らぬ話で，今後われわれは一層頑張って働いて日本を支えていかねばなりません．つまり，生産年齢人口は1人たりとも失うわけにはいかず，脳卒中というAFの強烈な合併症は何が何でも防がなければなりません．若年患者解析にはそんな壮大なテーマがあるわけです．

　「俺はまだ若い！」と思っている中年男性が多いように，そもそも若年の定義は決まっていません．一般的に65歳未満（これは CHA_2DS_2-VASc スコアに由来しています）とすることが多いのですが，日本人は長寿ですし，実際70歳の方でも活力があります．そこで伏見AFレジストリでは70歳未満を若年と定義しています．結果，若年層は1,176人（全体の32％）いて，1年あたり100人中1.4人が脳卒中を起こしていました（対して70歳以上は2.7人）．若くても脳卒中は起こるし，しっかりと抗凝固療法を検討しなければならないってことです．

　一方で，こういった若くして脳卒中を起こした方々のなかには，スコアから見た抗凝固療法の適応がない人もいます．実際，平均 $CHADS_2$ スコアは若年層で1.25，これに対して高齢層では2.38でしたので多くの若年層は抗凝固療法を必要としないということになります．しかし本当に若年層と高齢者を一括りにスコアに当てはめていいものでしょうか？　もし，真の適応患者を見逃していたら…，もし，若年層に特異的なリスク因子があれば….　私が行っている若年患者解析の最もめざすところはそこにあります．ただし，それを検出するにはまだまだイベント数が足りず，残念ながら今のところ有力な因子は見つかっておりません．今後に期待していただきたいと思います．では．

第2章　全身を評価する

Lesson 2 高血圧，糖尿病

石井　充

ココが全力ポイント！

① 高血圧も糖尿病も，血栓塞栓症の発症リスク！
② それだけじゃなく，AFの発症リスクにも！
③ 有害事象の予防には，血圧管理が最重要！

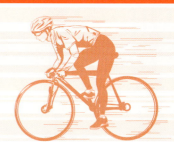

はじめに

　高血圧・糖尿病は日常診療において最も遭遇する疾患の1つですが，日本人においては，厚生労働省による平成26年の患者調査によると高血圧は1,010万人，糖尿病は316万人に認められており，増加傾向です．実際には医療機関を受診していない方も相当数いると考えられています．また，AFも最も遭遇する不整脈の1つですが，こちらも100万人近く認められるといわれており，高血圧・糖尿症が併存している方がたくさんいます．

　本稿では，高血圧・糖尿病とAFの関連性や，治療においての注意点，重要な点について概説します．

1　AF新規発症にかかわる因子としての高血圧・糖尿病

　AFの原因としては，かつてはリウマチ性弁膜症に伴うものが多くみられました．しかし，近年では，生活習慣の変化や高齢化の影響により，年齢，心不全，他の心臓病や高血圧，糖尿病などに起因する**非弁膜症性AF**が大半を占めています[1]．AFの発症要因は左房の機械的負荷が関与しており，高血圧はその代表と

考えられますが，図1に示すように左室肥大や動脈硬化に伴うストレス，血管内皮障害，過剰な交感神経の興奮などが関与していると考えられます[2]．また，糖尿病においても自律神経異常や心房筋のリモデリング促進，酸化ストレスや炎症などがその原因と考えられています．表1にAF発症にかかわる各因子のハザード比を示します．この表はESCのガイドラインからのデータであり，AFの発症には高齢が最もリスクの高い項目ですが，高血圧や糖尿病も項目にあがっています．

高血圧では，十分な降圧によりAFの**新規発症**が減少するという報告[4]もあり

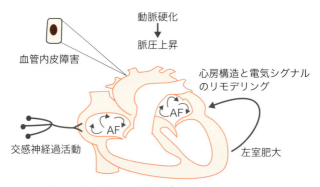

図1 ● 高血圧に伴うAF発症機序
文献2を参考に作成

表1 ● AF発症に関する規定因子

背景・併存症	ハザード比	95%CI
年齢 60〜69歳 vs. 50〜59歳	4.98	3.49〜7.10
高血圧	1.32	1.08〜1.60
心不全	1.43	0.85〜2.40
甲状腺機能亢進症	1.31	1.19〜1.44
肥満（BMI 25〜30 kg/m^2）	1.13	0.87〜1.46
糖尿病	1.25	0.98〜1.60
睡眠時無呼吸症候群	2.18	1.34〜3.54
腎障害（CKD stage1 or 2）	2.67	2.04〜3.48

文献3を参考に作成

ます．また，アンジオテンシン変換酵素（ACE）阻害薬やアンジオテンシンⅡ受容体拮抗薬（ARB）がAFの発症予防に効果的であるとするものもあり，投与が勧められています．

また，糖尿病においては，コントロール不良の糖尿病の方が，よりAFを発症しやすいとの報告や，糖尿病治療がAF新規発症を減らしたとの報告もあります．

AF患者の血栓塞栓症発症因子としての高血圧・糖尿病

1）高血圧・糖尿病合併AF患者の背景因子

高血圧・糖尿病は，AF発症のリスク因子であるだけでなく，AF患者における血栓塞栓症発症の重要なリスク因子と考えられており，$CHADS_2$スコア，CHA_2DS_2-VAScスコアの一項目にもなっていることは周知のことと思います．

では，実際のAF患者において，どの程度高血圧・糖尿病を合併しているでしょうか？伏見AFレジストリにおいては，高血圧は60％強，糖尿病は25％弱の患者に認められます．図2ではAF患者における高血圧・糖尿病の有無による患者背景，$CHADS_2$スコア，CHA_2DS_2-VAScスコアを比較しています．高血圧群は高齢で，糖尿病，心不全や脳卒中など心血管疾患をより多く合併しています．また，糖尿病群も高血圧や心血管疾患をより多く合併しています．

このように，高血圧・糖尿病を合併するAF患者では，他の併存疾患も多く，血栓塞栓症リスクも高くなりますが，血栓塞栓症の予防はどうすればよいでしょうか？

2）抗凝固療法

2016年のESCガイドラインでは，CHA_2DS_2-VAScスコア1点で抗凝固薬内服考慮，2点以上で抗凝固薬推奨となっています[3]．また，日本循環器学会の心房細動治療（薬物）ガイドライン（2013年改訂版）でも$CHADS_2$スコア1点で一部のDOAC推奨，その他の抗凝固薬も考慮可となり，2点以上ではすべての抗凝固薬が推奨となっています[5]．

伏見AFレジストリにおいて，高血圧群では$CHADS_2$スコア1点が約23％，CHA_2DS_2-VAScスコア1点が5％強で，残りは2点以上ということになります．

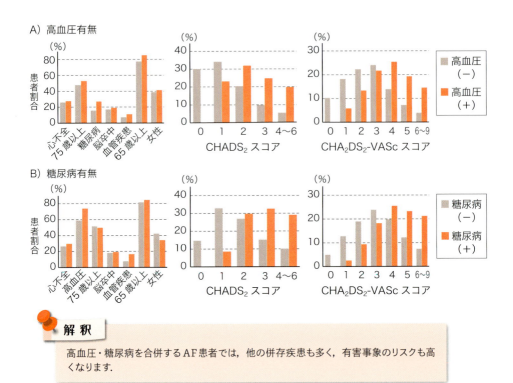

> **解釈**
>
> 高血圧・糖尿病を合併するAF患者では，他の併存疾患も多く，有害事象のリスクも高くなります．

図2 ● 高血圧・糖尿病の有無による比較（伏見AFレジストリより）

　また，糖尿病群でもCHADS$_2$スコア1点が約9％，CHA$_2$DS$_2$-VAScスコア1点が2.5％ですので，残りは2点以上ということになります．つまり，高血圧や糖尿病を合併した非弁膜症性AFはほとんどが抗凝固薬の適応ということになります．

　現在の標準的治療では，前述ガイドラインに沿うことになりますが，出血や腎機能等の問題で投与しない選択肢をとる患者が多数いることもまた実際の臨床と思います．

3）高血圧と出血・塞栓症リスク

　CHADS$_2$スコアやCHA$_2$DS$_2$-VAScスコアでは，高血圧があれば，良好に管理されていてもそうでなくても同じ1点が加算されますが，本当にリスクは同じなのでしょうか？

最近発表されたJ-RHYTHMレジストリの高血圧サブ解析では，AF患者において，高血圧は大出血の危険因子にはなるが，血栓塞栓症の危険因子にはなっておらず，収縮期血圧値を四分位で分けた最も高い136 mmHg以上の群で血栓塞栓症と大出血がともに多かった，と報告しています[6]．血栓塞栓症予防においても，出血性脳卒中を含む大出血予防においても，高血圧の有無ではなく**血圧管理**が重要であると捉えることができます．

　伏見AFレジストリの高血圧サブ解析でも，単に高血圧の有無のみでは脳卒中・全身性塞栓症や大出血の有害事象に有意差が出ませんでした．高血圧群でも，平均の収縮期血圧は129 mmHg（非高血圧群では119 mmHg）と，多くの症例で血圧は良好に管理されており，降圧剤の性能が以前に比べて格段によくなったことがその背景であろうと推察しています．

　しかし，血圧管理の悪い症例では有害事象が多い傾向がみられており，高血圧群のなかでも登録時血圧150 mmHg以上の群では，脳卒中/全身性塞栓症も大出血も，150 mmHg未満の高血圧群と比較し有意に多いという結果でした．また，登録時血圧150 mmHg未満の高血圧群は，非高血圧群と比較しても特に有害事象に差がでませんでした（図3には，3群の有害事象の発症率を示します）．つまり，高血圧は良好に管理できていればリスクにはならないというJ-RHYTHMレジストリの結論を支持する結果が得られました．

　HAS-BLEDスコアの"H"は，単に高血圧ではなく，収縮期血圧160 mmHgで1点がつくことにも注意しましょう．

　これらのデータからも，高血圧があれば自動的にリスク1点というより，血圧を良好に管理することが，血栓塞栓症や出血を予防するうえで非常に重要であるといえます．患者に自己管理の意識を持ってもらうためにも，**血圧手帳**を必ず渡して**自宅血圧**を記載してもらい，患者と共に良好な血圧管理を行うことに努めています．

4）糖尿病と脳卒中リスク

　次に糖尿病に関してですが，ATRIA研究においては，血糖コントロールよりも**糖尿病罹患期間**の方が，虚血性脳卒中のリスクにおいて重要とされており，3年以上の罹患期間でリスクが上昇していました[7]．CHADS$_2$スコア，CHA$_2$DS$_2$-

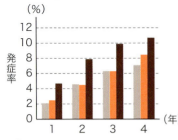
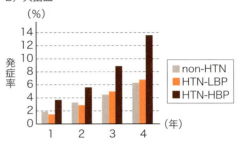

 解釈

血圧の高い患者は有害事象の発生率が高いですが，低い患者は非高血圧群と差がありませんでした．

図3 ● **脳卒中・全身性塞栓症および大出血の年次発症率比較（伏見AFレジストリより）**
non-HTN：非高血圧群
HTN-LBP：登録時血圧150mmHg未満の高血圧群
HTN-HBP：登録時血圧150mmHg以上の高血圧群

VAScスコアの因子である糖尿病は心原性脳塞栓症のリスクが高血圧，心不全と同等ともされています[8]．しかし，単に糖尿病有無のみでなく，罹患期間が長いほど，塞栓症のリスクが高いと認識し日常診療に活かすことが必要と考えます．

 ## おわりに

高血圧・糖尿病は日常診療で常に遭遇するcommon diseaseですが，AFの発症や，AF患者における有害事象（血栓塞栓症・出血・心不全や死亡）につながります．当たり前のようですが，日常診療での早期からの丁寧な管理が重要と考えられます．

文献

1) Benjamin EJ, et al：Independent risk factors for atrial fibrillation in a population-based cohort. The Framingham Heart Study. JAMA, 271：840-844, 1994
2) Kjeldsen SE, et al：Arterial stiffness predicts incident atrial fibrillation in the Framingham heart study: a mechanistic contribution in people with high blood pressure or history of hypertension. Hypertension, 68：555-557, 2016
3) Kirchhof P, et al：2016 ESC Guidelines for the management of atrial fibrillation developed

in collaboration with EACTS. Eur Heart J, 37：2893-2962, 2016
4) Julius S, et al：Outcomes in hypertensive patients at high cardiovascular risk treated with regimens based on valsartan or amlodipine: the VALUE randomised trial. Lancet, 363：2022-2031, 2004
5) Guidelines for pharmacotherapy of atrial fibrillation（JCS 2013）. Circ J,78：1997-2021, 2014
6) Kodani E, et al：Impact of blood pressure control on thromboembolism and major hemorrhage in patients with nonvalvular atrial fibrillation: a subanalysis of the J-RHYTHM registry. J Am Heart Assoc, 5, 2016
7) Ashburner JM, et al：Effect of diabetes and glycemic control on ischemic stroke risk in AF patients: ATRIA Study. J Am Coll Cardiol, 67：239-247, 2016
8) Lip GY, et al：Refining clinical risk stratification for predicting stroke and thromboembolism in atrial fibrillation using a novel risk factor-based approach: the euro heart survey on atrial fibrillation. Chest, 137：263-272, 2010

第2章 全身を評価する

Lesson 3 腎機能

阿部 充

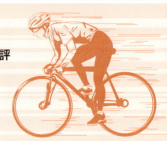

ココが全力ポイント！

① DOAC内服にかかわらず，全症例できちんと腎機能評価を！
② 腎機能低下は脳卒中・大出血のハイリスク！
③ 腎機能低下は他のイベントもハイリスク！
　 腎機能を悪化させない努力が重要！
④ 透析患者は特に要注意！

はじめに

　心腎連関という言葉に代表されるように，腎機能は心臓病患者の予後と関係が深いとされています．一般的にもともと腎機能が低下している心臓病患者は心血管イベントのハイリスク群であり，さらに経過中に腎機能がどんどん低下するような心臓病患者は，腎機能が低下しない患者よりも予後が悪いとされています．では，AF患者の予後と腎機能の関係はどうなのか，また腎機能低下患者の治療上の注意点はどこにあるのか，本稿で少し考察してみましょう．

1 腎機能の評価方法

　まず**腎機能**はどのように評価されるのでしょうか？ 腎機能を推算する式は多数報告されていますが，現在わが国でAF患者にかかわる領域で主に用いられるのは，**eGFR**（estimated glomerular filtration rate）と**クレアチニンクリアラ**

ンス（Ccr）の2つです．

　eGFR推算式は諸式報告されていますが，わが国では2009年に松尾らが報告した[1]，下記に示される日本人用の推算式が一般的に用いられています．

$$eGFR = 194 \times sCr^{-1.094} \times 年齢^{-0.287}（女性なら \times 0.739）$$

（sCr：血清クレアチニン）

　一方Ccrに関しては，Cockcroftらが1976年に報告した[2]，下の推算式が現在も使用されています．

$$Ccr = \frac{(140 - 年齢) \times 体重（kg）}{72 \times sCr}（女性なら \times 0.85）$$

　なお，本来はこの式の血清クレアチニン値はJaffé法で測定された値であり，わが国で一般的な，酵素法で測定された血清クレアチニン値を用いる際は，実測血清クレアチニン値に0.2を加えた値を用いるべきであることに注意を要します．

　腎機能評価方法としてはどちらも一長一短がありますが，CcrはeGFRよりも高値となるため，正確に推定する指標としてはeGFRの方が一般的であり，前述以外に各種の推算式が開発されています[3]（**表1**）．しかしCcrの推算式は体重の因子も含んでおり，**薬物動態**を予測するうえではよい指標になると考えられています．腎機能に応じた用量調節試験や治験はCcrを用いることが多く，わが国の厚生労働省および米国FDAともに，薬剤の添付文書の記載はCcr別の投与量設定が主流です．実際AF患者に対する脳梗塞予防のDOACにおいて，Ccrが減量

表1 ● eGFRの各種推算式

MDRD	$eGFR = 175 \times sCr^{-1.154} \times 年齢^{-0.203}$ （女性なら $\times 0.742$，アフリカンアメリカンなら $\times 1.212$）
CKD-EPI	$eGFR = 141 \times \min\left(\dfrac{sCr}{\kappa}, 1\right)^{\alpha} \times \max\left(\dfrac{sCr}{\kappa}, 1\right)^{-1.209} \times 0.993^{年齢}$ （女性なら $\times 1.018$，アフリカンアメリカンなら $\times 1.159$）

$\kappa = $ 男性は 0.9，女性は 0.7，　$\alpha = $ 男性は -0.411，女性は -0.329
$\min = \left(\dfrac{sCr}{\kappa}, 1\right)$ の最小値，$\max = \left(\dfrac{sCr}{\kappa}, 1\right)$ の最大値

基準や禁止基準に用いられているのは皆さんよくご存知の通りです（**第3章-3参照**）．しかし2010年に米国FDAが発表した腎障害患者に対する薬物動態研究に関するガイダンスでは，従来のCcrに加えて**表1**のMDRD式によるeGFRを用いることを提唱しています．また欧州医薬品庁（EMA）の改訂ガイドライン案でもMDRD式とCKD-EPI式によるeGFRを用いた腎機能評価について記載されています．今後は薬物用量調整に関する腎機能指標としても，eGFRを用いる機会が増加していくかもしれません．

また腎機能を評価するうえでは**タンパク尿**の存在もきわめて重要です．実際日本腎臓学会のCKD重症度分類は，GFR区分に加えて尿アルブミン定量値ないし尿タンパク定量値で定義されています．しかし本稿では，タンパク尿の評価は割愛させていただきます．

腎機能低下AF患者の脳卒中

Olesenらは2012年のNEJM誌に以下の報告を行っています[4]．デンマークのNational Registryを用いて，1997年から2008年まで，約13万人の非弁膜症性AF患者を腎機能に応じて3群に分け，脳卒中と全身性塞栓症のハザード比を比較しました（**表2①**）．このリスクはワーファリンで低下しましたがアスピリンでは低下しませんでした．つまり脳卒中と全身性塞栓症のリスクは腎代替療法施行

表2 ● デンマークのNational Registry

	条件	ハザード比（95%CI）	p値
①脳卒中/全身性塞栓症リスク	腎機能正常群	1.00	
	非終末期CKD群	1.49（1.38〜1.59）	<0.001
	腎代替療法施行群	1.83（1.57〜2.14）	<0.001
②出血	腎機能正常群	1.00	
	非終末期CKD群	2.24（2.10〜2.38）	<0.001
	腎代替療法施行群	2.70（2.38〜3.07）	<0.001

観察期間：12年
対象：127,884名（96.6%）の腎機能正常群，3587名（2.7%）の非終末期CKD群，901名（0.7%）の腎代替療法施行群，合計132,372名の非弁膜症性AF患者
文献4を参考に作成

群，非終末期CKD群，腎機能正常群の順で高く，ワーファリンはリスク低下に有効でしたがアスピリンは有効でありませんでした．

一方われわれは，伏見AFレジストリ登録患者3,080名を，わが国で使用されるDOACの減量基準や禁止基準を参考に検討しました．

観察期間中の脳卒中と全身性塞栓症の発症率は，Ccr 30 mL/分未満，30 mL/分以上50 mL/分未満，50 mL/分以上の順に高値でした（図1）．また脳卒中のリスク予測スコアとして広く用いられているCHA$_2$DS$_2$-VAScスコアの構成因子や，抗凝固薬の内服有無で補正後のハザード比は，Ccr 30 mL/分未満の群のみ脳卒中と全身性塞栓症のリスクが有意に高値でした．

これらの結果から，AF患者のなかでも特にCcr 30 mL/分未満の群は脳卒中/全身性塞栓症のハイリスク群と結論づけられます．

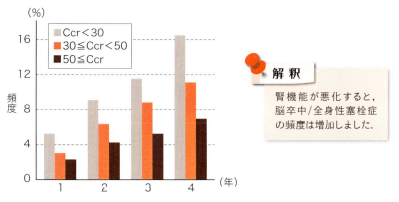

図1 ● Ccrグループ別の脳卒中/全身性塞栓症の頻度（伏見AFレジストリより）
Ccr 30 mL/分未満の322名，30 mL/分以上50 mL/分未満の814名，50 mL/分以上の1,944名の計3群に分けて，中央観察期間1,076日に渡って検討．

3 腎機能低下AF患者の出血

 先述のOlesenのデンマークNational Registryを用いた報告によると，腎機能正常群を対象とした非終末期CKD群と腎代替療法施行群の出血のハザード比は，**表2②**の通りでした．このリスクはワーファリンでもアスピリンでも同様に上昇しました．つまり出血のリスクも脳卒中のリスクと同様に腎代替療法施行群，非終末期CKD群，腎機能正常群の順で高く，出血に関してはワーファリン，アスピリンの両剤ともリスクを上昇させました．

 一方われわれの伏見AFレジストリ登録研究の結果では，国際血栓止血学会の定めた大出血の定義を使用して，出血リスクを解析しました．

 観察期間中の大出血の発症率は，Ccr 30 mL/分未満の群が他の2群と比較して高値でした（**図2**）．また出血のリスク予測スコアとして広く用いられているHAS-BLEDスコアの構成因子や抗凝固薬の内服有無で補正後のハザード比は，Ccr 30 mL/分未満の群のみ有意に大出血のリスクが高値でした．

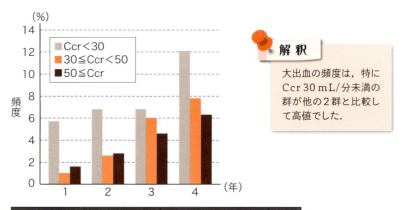

> **解釈**
> 大出血の頻度は，特にCcr 30 mL/分未満の群が他の2群と比較して高値でした．

図2 ● Ccrグループ別の大出血の頻度（伏見AFレジストリより）
重要な部位または臓器における症候性出血，またはHgbの2 g/dL以上の低下や2単位以上の輸血を要する出血．

これらの結果から，AF患者のなかでも特にCcr 30 mL/分未満の腎機能低下群は，脳卒中/全身性塞栓症と同様に，大出血のハイリスク群と結論づけられます．

4 腎機能低下患者のその他のイベント

われわれの伏見AFレジストリ登録研究では，全死亡と心不全による入院についても解析を行いました．その結果，どちらのイベントにおいてもCcr 30 mL/分未満の群で最も発症頻度が高値でした．また，Ccr 30 mL/分以上50 mL/分未満の群においてCcr 50 mL/分以上の群よりも発症頻度が高い傾向が認められました（図3）．

したがってAF患者においては，脳卒中や出血イベントのみならず，全死亡や心不全による入院でも，腎機能低下に伴ってリスクの増大傾向が認められます．

5 透析患者

末期腎不全で**透析**を要する患者には，特別な配慮が必要です．

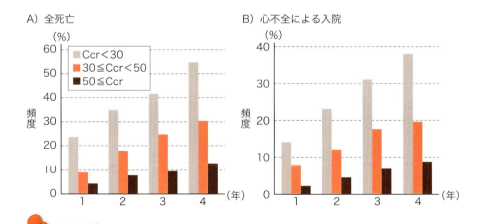

解釈

どちらのイベントも，腎機能の悪化とともに頻度が増加する傾向が認められました．

図3 ● Ccrグループ別の全死亡（A）と心不全による入院（B）の頻度（伏見AFレジストリより）

まず脳卒中のリスク評価に関しては，CHADS$_2$スコアの根拠となった患者集団には透析患者が含まれておらず，透析患者においてもCHADS$_2$スコアが通用するかどうかは不明です．仮に抗凝固薬投与が望ましいと判断しても，これらの患者にはDOACは禁忌であり，抗凝固薬としてはワーファリンしか選択肢がありません．

　しかし，ワーファリンが透析患者の脳梗塞を減らすかどうかは確たるデータがなく，むしろ頭蓋内をはじめとする大出血を大幅に増やして患者予後を悪化させるという観察研究のデータも複数報告されています．実際，日本透析医学会の「血液透析患者における心血管合併症の評価と治療に関するガイドライン」（2011年）においては，「透析患者ではワーファリン投与は原則禁忌である」と明記されています．

　当院の山下らは，伏見AFレジストリに登録された透析患者と非透析患者の，観察期間中のイベント発症率について検討しました[5]．

　観察期間中の，非透析群と比較して透析群の脳卒中/全身性塞栓症は両群で差を認めませんでした（表3①）．透析群においては，抗凝固薬内服の有無で分けた2群間で脳卒中/全身性塞栓症の頻度に差を認めませんでした．

　一方，大出血と死亡に関する非透析群と比較してのハザード比は，透析群で有意に高値でした（表3②，③）．透析群のどちらのイベントも，抗凝固薬内服の

表3 ● 透析患者のハザード比（伏見AFレジストリより）

	条件	ハザード比（95％CI）	p値
①脳卒中/全身性塞栓症	非透析群	1.00	
	透析群	1.74（0.74〜3.42）	0.15
②大出血	非透析群	1.00	
	透析群	3.09（1.46〜5.72）	<0.01
③死亡	非透析群	1.00	
	透析群	3.51（2.48〜4.81）	<0.01

対象：透析患者（92名，2.5％）と非透析患者（3,621名，97.5％），中央値2.8．
透析群と非透析群の登録時のCHADS2スコアとワーファリン内服率は，それぞれ2.5 ± 1.4 vs 2.0 ± 1.3 と，38％ vs 47％．
文献5を参考に作成

有無で分けた2群間で頻度に差を認めませんでした．

　これらのデータをまとめると，透析患者群は大出血や死亡のハイリスク群であり，またCHADS$_2$スコアの有効性も，ワーファリンの脳梗塞予防効果も不明です．ただし前述の日本透析医学会のガイドラインにおいて，「AFに対する安易なワルファリン治療は行わないことが望ましいが，ワルファリン治療が有益と判断した場合にはPT-INR＜2.0に維持する」とも記載されており，症例に応じての適切な判断と対応が必要です．

6 腎機能が低下したAF患者にどう対応するべきか？

　まず重要なのは，きちんと腎機能を評価することです．半年に1回の定期的な採血，適宜**検尿**，そしてCcrを求める場合は**体重測定**が必要となります．

　そのうえで，腎機能を悪化させない努力が重要です．腎機能を悪化させる要因として具体的には，利尿薬の過剰投与による脱水誘発，逆に心不全悪化による腎機能障害，AFや併存症に対する投与薬剤による腎機能障害，全身性塞栓症の一環としての腎梗塞，経過中の造影剤投与による造影剤腎症等があります（**表4**）．われわれはこれらを避ける努力をし，避けられない場合は影響をなるべく少なくする工夫をし，腎機能が悪化した場合には適切な対応をとるべきです．

　先に述べたように，腎機能低下患者は脳卒中と全身性塞栓症が多く，また大出血も多いです．きわめてハイリスクな患者群であることをきちんと認識して，日々の診療にあたることが肝要となります．

表4 ● 腎機能を悪化させる要因

- 利尿剤の過剰投与による脱水誘発
- 心不全悪化
- 薬剤による腎機能障害
- 全身塞栓症の一環としての腎梗塞
- 造影剤投与による造影剤腎症

7 薬剤投与上の注意点

　腎機能低下患者に対するDOAC投与時の注意点は特に重要であり，**第3章-3**で詳しく述べます．

　一般的に腎機能低下患者に対して腎排泄の抗不整脈薬を投与した場合，他の薬と比較して安全域が狭いため，注意が必要です．可能であれば肝代謝等少しでも管理のしやすい薬剤に変更し，やむをえず腎排泄の抗不整脈薬を腎機能低下患者に投与する場合は，頻繁な血中濃度測定等の対応が望まれます．その他の薬剤でも排泄代謝機序をきちんと理解し，予期せぬ血中濃度の上昇に十分な注意が必要です．

おわりに

　AFの患者も，他の心疾患の患者と同様に，定期的に腎機能を評価することが重要です．腎機能低下患者は，脳卒中と全身性塞栓症の頻度が高く，また大出血も高頻度で合併します．腎機能低下はその他さまざまなイベントを増加させ，またイベントに対して薬剤を投与する際にも，思わぬ血中濃度上昇等を生じる可能性があります．それらを十分に認識し，適切な対応をとることを心掛けましょう．

文　献

1) Matsuo S, et al：Revised equations for estimated GFR from serum creatinine in Japan. Am J Kidney Dis, 53：982-992, 2009
2) Cockcroft DW & Gault MH：Prediction of creatinine clearance from serum creatinine. Nephron, 16：31-41, 1976
3) Parsh J, et al：Choice of estimated glomerular filtration rate equation impacts drug-dosing recommendations and risk stratification in patients with chronic kidney disease undergoing percutaneous coronary interventions. J Am Coll Cardiol, 65：2714-2723, 2015
4) Olesen JB, et al：Stroke and bleeding in atrial fibrillation with chronic kidney disease. N Engl J Med, 367：625-635, 2012
5) Yamashita Y, et al：Clinical characteristics and outcomes of dialysis patients with atrial fibrillation: the Fushimi AF Registry. Heart Vessels, 31：2025-2034, 2016

第2章 全身を評価する

Lesson 4 冠動脈疾患，PAD

益永信豊

ココが全力ポイント！

① AF患者は，冠動脈疾患やPADのハイリスク！
② 冠動脈疾患，PADの症状にもしっかり対応する！
③ 抗凝固薬，抗血小板薬のメリット・デメリットを考える！

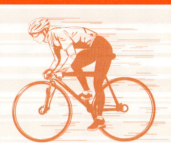

はじめに

冠動脈疾患・PADなどの動脈硬化性疾患は，高血圧，糖尿病，脂質異常症，喫煙といった生活習慣病を背景に発症します．PADとはPeripheral Artery Disease（末梢動脈疾患）のことで，閉塞性動脈硬化症（arteriosclerosis obliterans：ASO）と同義語として用いられています．こうした生活習慣病はAFの発症の危険因子にもなることが知られています．結果的に動脈硬化性疾患とAFは，非常に合併しやすい疾患ということになります．

本稿では動脈硬化疾患合併AF患者ついて解説したいと思います．

1 冠動脈疾患・PAD合併の頻度

冠動脈疾患とAFの合併の頻度は欧米とわが国で大きく異なり，欧米の方が合併頻度は高いようです．欧米の多くの研究で，AF患者の約30％に冠動脈疾患の合併がみられると報告される一方，わが国で行われたJ-RHYTHMレジストリでは10.1％の患者で冠動脈疾患の合併を認めています．われわれが行っている伏見AFレジストリでは15.0％の患者に冠動脈疾患の合併を認めています[1]．

また冠動脈疾患患者の側からみると，わが国のCREDO-Kyoto PCI/CABG Registryにおいて，PCIを施行された冠動脈疾患患者のうち8.3％の患者にAFを認めています[2]．

一方，PADに関しては欧米とわが国では合併頻度に大きな差はみられないようです．欧米の研究では約5～7％程度の合併率であるのに対して伏見AFレジストリでは4.3％の合併率でした．ただPADに関しては十分な診断がされていない可能性があり，もっと多くの患者で合併している可能性はあります．

このような合併が認められる患者においてはAFに対する対応だけではなく，冠動脈疾患による狭心症や，PADによる間欠性跛行などの症状に対する対応・投薬などが求められます．

2 冠動脈疾患，PAD合併AF患者の予後

冠動脈疾患患者におけるAFの存在は心血管イベントを増加させることが知られています．CREDO-KYOTO PCI/CABG RegistryではPCIを受けたAF患者では表1Aの通りであり，全死亡も脳卒中もAFのない患者より発生頻度が高かったことが示されています．

PAD合併AF患者では，世界的な登録研究であるREACH Registryのサブ解析において，AFの存在が生命予後を悪化させることが示されています．2年間のフォローアップでAFを有するPAD患者392例で，AFのないPAD患者より心血

表1 ● 冠動脈疾患，PAD合併AFの心血管イベント

	心血管イベント	割合
A) 冠動脈疾患合併AF	全死亡	27.6％
	脳卒中	12.8％
	心筋梗塞	6.5％
B) PAD合併AF	心血管死	5.6％
	非致死的脳卒中	4.1％
	非致死的心筋梗塞	4.6％

A) CREDO-KYOTO Registryの5年間のフォローアップデータより
B) REACH trgisyryのサブ解析，2年間のフォローアップデータより
文献3を参考に作成

管イベントが多かったことが示されています（表 1B）³⁾．
　このように動脈硬化性疾患と AF の合併が予後を悪化させることは明らかです．患者の予後改善のためにも，高血圧などの危険因子の厳格なコントロールが必要とされます．

冠動脈疾患，PAD 合併 AF 患者における抗血栓療法

　冠動脈疾患，PADを合併する患者の薬物療法において，最も問題となるのは**抗血栓療法**です．冠動脈疾患，PAD 患者においては二次予防の観点から**抗血小板療法**の使用が勧められます．特に冠動脈疾患においてステントで治療された患者ではアスピリンとチエノピリジン系抗血小板薬の 2 剤投与（**DAPT**）が必要とされています．一方，AF 患者における最大の問題である塞栓症イベントを回避するためには，**抗凝固療法**が必要となります．抗血小板薬 2 剤を使用しても抗凝固療法の予防効果には及ばないことはすでに示されています．そのため，冠動脈疾患，PAD を合併する AF 患者においては抗血小板薬（場合によっては DAPT）と抗凝固薬を併用していることがしばしば認められます．

　そのような抗血小板薬と抗凝固薬の併用において問題となるのは**出血合併症**です．多くの臨床研究で，両者の併用により出血合併症が増加することが示されています．実臨床において，出血合併症と心筋梗塞や脳梗塞の予防効果を天秤にかけながら難しい判断を迫られることはしばしば経験します（第 6 章 -3 参照）．

　では実際の臨床の現場のデータはどうでしょうか．伏見 AF レジストリでは前述のとおり AF 患者の約 15 ％に冠動脈疾患の合併を認めています．冠動脈疾患を合併する患者群では合併しない患者群と比べて，心不全の既往・高血圧・年齢・糖尿病といった脳卒中の既往を除く四つのリスク因子の頻度が高く，平均の CHADS₂ スコアは約 2.7 と非常に脳梗塞のリスクの高い群です．それらの患者群では約 70 ％の患者に抗血小板薬が投与されていますが，抗凝固薬の投与は約 50 ％に留まり，冠動脈疾患を合併しない群と同等でした（表 2）．2 年後の心血管イベントはいずれも冠動脈疾患合併群で高くなっています．さらに大出血の頻度も高く（図 1），治療の難しさを物語っています．

　われわれは，まず CHADS₂ スコアに基づいて塞栓リスクを算出し，抗凝固療

表2 ● 冠動脈疾患有無別の患者背景（伏見AFレジストリより）

	冠動脈疾患あり	冠動脈疾患なし	p値
平均年齢	77.2	73.6	<0.001
塞栓症既往	24.6%	21.6%	0.14
心不全既往	46.2%	24.7%	<0.001
高血圧	71.5%	59.4%	<0.001
糖尿病	35.8%	21.0%	<0.001
$CHADS_2$ score	2.67	1.99	<0.001
抗凝固薬投与	48.1%	51.0%	0.24
抗血小板薬投与	67.6%	22.8%	<0.001

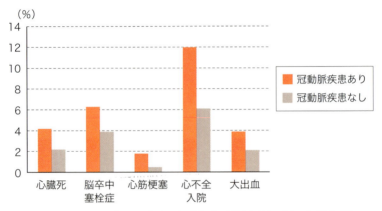

図1 ● 2年フォロー時でのイベント発生率（伏見AFレジストリより）

法を考慮すべきとされる1点以上の患者ではしっかり抗凝固療法を行います．そのうえで，HAS-BLEDスコアや既往，ADLなどから出血リスクを想定し，抗血小板療法をどのように投与するかを検討します．

1) ステント治療後のAF患者の抗血栓療法

前述したように，**ステント留置後**はステント血栓症の予防のためにDAPTが必須となります．AFを合併している患者ではそこに抗凝固薬が追加され**3剤併用抗血栓療法**が行われます．そうしたなか，2013年にWOEST試験[4]の結果が発

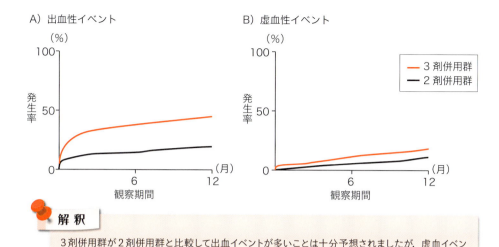

解釈

3剤併用群が2剤併用群と比較して出血イベントが多いことは十分予想されましたが，虚血イベントも有意に多いことは予想外の結果でした．規模が小さい欠点はありますが，非常に画期的な試験です．

図2 ● PCI施行予定の冠動脈疾患を合併するAF患者において，3剤併用群と2剤併用群を比較したRCT（WOEST試験）
文献4を参考に作成

表され話題をよびました（図2）．ワーファリン服用冠動脈ステント留置患者において，クロピドグレル単独療法はDAPTに比べて，1年間の出血性イベントは有意に少なく，虚血性イベントも有意に減少していました．本試験では症例数が比較的少なく（各群で300例程度），オープンラベル試験であることが欠点としてあげられますが，アスピリンを中止しても虚血性イベントが増えないことを示した点では画期的な試験と言えます．

このような臨床試験の結果をふまえてステント留置後AF患者における抗血栓療法について，2016 ESCガイドラインにおいては図3のように記載されました[5]．そのなかでは，出血のリスクと冠動脈の状態から抗血栓療法を選択する流れが示されています．今回の改訂では，出血リスクの高い患者群では抗血小板薬を早期にDAPTから抗血小板薬単剤へ変更することが示されています．さらにステント留置後12カ月を過ぎた慢性期においては，抗血小板薬を中止して**抗凝固療法単**

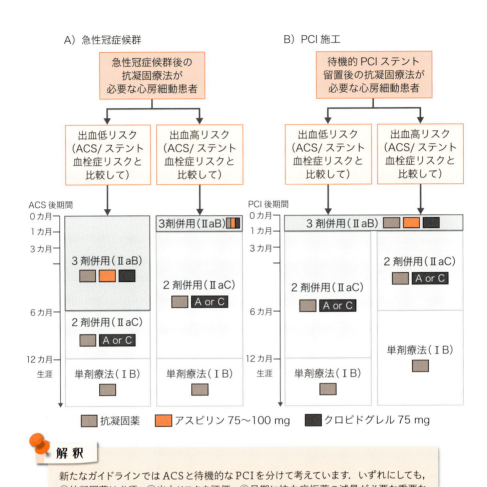

図3 ● ACS合併/PCI施行のAF患者の抗血栓療法（2016 ESCガイドライン）
ACS：急性冠症候群
文献5を参考に作成

剤への変更を推奨しています．

ただ多くのエビデンスが抗凝固薬としてワーファリンを使用しており，現在のDOAC時代にそのまま当てはめていいのかは疑問が残るところです．そのようななか，2016年のPIONEER AF-PCI[6]という研究の結果が発表されました．AF

合併冠動脈ステント留置患者において，抗凝固薬としてワーファリンを用いた群とイグザレルト®を用いた群を比較した研究です．イグザレルト®の用量がわが国と異なる点など注意が必要ですが，イグザレルト®用いた群は心血管イベントを増やすことなく出血イベントを減少させることが示されています．現在，他のDOACでも同様の研究が進行中です．また，ステント留置後1年を経過した慢性期においては，わが国でOAC-ALONEとAFIREという研究が進行中です．いずれも抗凝固療法と抗血小板療法を併用した群と抗凝固療法単独の群を比較した研究です．こうしたエビデンスの蓄積により，AF合併冠動脈ステント留置患者の抗血栓療法の方向性が示されることを期待したいと思います．

わが国のガイドラインでは，**薬剤溶出性ステント**留置後のDAPT期間は少なくとも1年とされています．しかし第二世代の薬物溶出ステントの出現に伴い，より短い期間のDAPTでもステント血栓症のリスクは増加しないことが示されており，近年，DAPT期間は短縮の傾向にあります．われわれは個々の患者ごとに塞栓症リスク・出血リスク・冠動脈の状態を評価し，3剤併用抗血栓療法を行うか，行うとしてもどれくらいの期間行うかを決定しています．わが国で行われたSTOPDAPT試験でステント留置後3カ月でのDAPTの安全性が報告されています[7]．われわれは，抗凝固療法をしっかり行ったうえで，最大3カ月のDAPT療法の併用としています．冠動脈病変がシンプルな場合，径の大きなステントを留置できた場合にはDAPT期間を1カ月としているケースも多くみられます．また12カ月を過ぎた慢性期においては，出血リスクが多い患者では抗凝固療法単剤に変更することも考慮しています．

2）PAD合併患者における抗血栓療法

PAD患者では脳心血管イベント抑制，また血行再建後の再閉塞予防のために抗血小板薬の投与が推奨されています．AFを合併している場合には抗凝固薬の投与を考慮する必要があり，ここでも抗血小板薬と抗凝固薬の併用の問題が出てきます．併用による出血合併症のリスク，末梢動脈閉塞のリスクを天秤にかけながら個々の症例で判断するしかありません．

ただ，言えることは抗凝固薬の使用を決してためらわないことです．塞栓症のリスク評価の1つであるCHA$_2$DS$_2$-VAScスコアにおいて，PADの存在自体が塞

栓症のリスクであるからです．REACH Registryのサブ解析では抗凝固薬の使用は約50％であり，伏見AFレジストリでは57％でした．

3) DOACの登場

近年，**DOAC**が登場し，DOACと抗血小板薬を併用する機会が多くなっています．多くのDOACがワーファリンと比較して同等の塞栓予防効果と低い出血合併症を期待できます．ただ，抗血小板薬を併用したときの出血合併症に関してはまだまだ未知数な部分が多くあります．従来のワーファリン時代であればDAPT併用期間はPT-INRを若干低めにコントロールすることが可能でしたが，DOACでは不可能です．年齢や腎機能により減量基準は厳格に定められているからです．

現在，前述でも紹介したような多くの臨床研究が行われていますので，DOACと抗血小板薬の併用に関するエビデンスの蓄積を待つしかありませんが，重要なことは安易にDOACを減量しないということです．厳格な減量基準を逸脱した使用にエビデンスはありません．年齢，腎機能などから規定される用量を遵守すること，抗血小板薬の早めの減量を考慮することが重要です．

おわりに

冠動脈疾患，PADを合併したAF患者は日常診療で頻繁に遭遇します．病態を説明し，危険因子をコントロールし，時には侵襲的治療も必要となります．そのような段階を一つひとつ患者と登っていくことが重要と思います．

文献

1) Akao M, et al：Current status of clinical background of patients with atrial fibrillation in a community-based survey: the Fushimi AF Registry. J Cardiol, 61：260-266, 2013
2) Goto K, et al：Anticoagulant and antiplatelet therapy in patients with atrial fibrillation undergoing percutaneous coronary intervention. Am J Cardiol, 114：70-78, 2014
3) Winkel TA, et al：Prognosis of atrial fibrillation in patients with symptomatic peripheral arterial disease: data from the REduction of Atherothrombosis for Continued Health (REACH) Registry. Eur J Vasc Endovasc Surg, 40：9-16, 2010
4) Dewilde WJ, et al：Use of clopidogrel with or without aspirin in patients taking oral anticoagulant therapy and undergoing percutaneous coronary intervention：an open-label, randomised, controlled trial. Lancet, 381：1107-1115, 2013
5) Kirchhof P, et al：2016 ESC Guidelines for the management of atrial fibrillation developed in collaboration with EACTS. Eur Heart J, 37：2893-2962, 2016

6) Gibson CM, et al：Prevention of bleeding in patients with atrial fibrillation undergoing PCI. N Engl J Med, 375：2423-2434, 2016
7) Natsuaki M, et al：One-year outcome of a prospective trial stopping dual antiplatelet therapy at 3 months after everolimus-eluting cobalt-chromium stent implantation: ShortT and OPtimal duration of Dual AntiPlatelet Therapy after everolimus-eluting cobalt-chromium stent (STOPDAPT) trial. Cardiovasc Interv Ther, 31：196-209, 2016

第2章 全身を評価する

Lesson 5 脳卒中既往

福田俊一

ココが全力ポイント！

① 心原性脳塞栓症発症の最大の危険因子は虚血性脳卒中の既往である！
② 出血性脳卒中では専門医と相談しながら抗凝固療法を進めていく！
③ 抗血小板薬と抗凝固薬の併用はできるだけ避け，抗凝固薬の単剤投与にする！

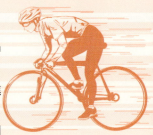

はじめに

　本稿では，「AF症例で脳卒中の既往のある患者に出会った場合どうするか」について述べさせていただきます．実際，伏見AFレジストリでも，登録患者のうち脳卒中の既往がある症例が19.4％（虚血性疾患17.8％，出血性疾患1.8％）と，5人に1人の割合となっており，決してまれに遭遇する既往症ではありませんので，しっかりと対応できるようになることが必要です．

　「脳卒中」は**出血性脳卒中**と**虚血性脳卒中**の2つに大きく分類されます（**表1**）．それぞれの疾患によって対応が異なりますので，病型別にAFがはじめて見つかった患者の既往歴を調べると脳卒中があった，というケースを想定して解説していきます．

表1 ● 脳卒中の種類

	病型	定義	特徴
出血性脳卒中	脳（内）出血	脳穿通枝などが破綻し脳内に出血する疾患	脳実質が破壊されるため重い後遺症をきたしやすい
	クモ膜下出血	脳動脈瘤破裂などが原因で脳表面を覆うクモ膜下の髄液腔に出血を来す疾患	発症すると3分の1は死亡，3分の1は高度障害を残し，3分の1が社会復帰するとされている
虚血性脳卒中	心原性脳塞栓症	AFなどのために心臓内に生じた血栓が脳動脈へと流れ閉塞させ生じる梗塞	突然に閉塞するため主幹動脈閉塞では大きな梗塞巣となり重症化しやすい
	アテローム血栓性脳梗塞	頭蓋内外主幹脳動脈のアテローム硬化によって生じる梗塞 機序は血栓が末梢血管を閉塞する場合と狭窄により血流量が減少する場合がある	ゆっくりと狭窄が進むため側副路が発達して閉塞しても巨大な梗塞巣にはなりにくい
	ラクナ梗塞	脳穿通枝の閉塞によって生じる長径1.5cm以下の梗塞	高血圧が最大の原因 無症候性脳梗塞の多くがラクナ梗塞

1 出血性脳卒中の既往がある症例

　出血性脳卒中には**脳出血**と**クモ膜下出血**があります（ここでは外傷性頭蓋内出血を除く）．頭蓋内出血は抗凝固薬内服の代表的な合併症であり，欧米人と比べてアジア人では2倍以上出血しやすいことから，脳出血の再発を防ぎつつ，かつAFによる心原性脳塞栓症をいかに予防するかがポイントになります．

1）脳出血

ⓐ抗凝固療法

　厳格な血圧コントロールがなされることを前提に，抗凝固薬投与の適応を検討します．基本はCHADS$_2$スコアなどに基づいて投与の有無を決めますが（**第3章-1**参照），脳出血再発リスクが高い症例では慎重な検討が必要です．

　抗凝固薬の選択としては，ワーファリンよりも出血リスクの低いDOACがよいでしょう．再発リスクが高い症例では，現行のDOACのなかでは出血性合併症が少ないとされているエリキュース®の投与を筆者の場合は考慮します．また，脳卒中治療ガイドライン2015では，ワーファリンやDOACが投与できない症例に対しては，アスピリンなどの抗血小板薬を投与するよう勧められている—

方，わが国のJAST試験の中間報告（表2）でアスピリンをAF症例に投与しても脳梗塞予防効果はなく重篤な出血性合併症を増やすだけの結果となりました．このため心房細動治療（薬物）ガイドライン（2013年改訂版）では，AFにおけるアスピリン療法は推奨されていません．やむをえない場合を除いて積極的に検討すべきではないと思います．

❺血圧コントロール

脳出血の多くは**高血圧性**です．高血圧性脳出血の最大の予防策は**血圧コントロール**です．脳卒中治療ガイドライン2015では，再発予防のために血圧を140/90mmHg未満に，可能であれば130/80mmHg未満にコントロールするよう推奨されています．過度の飲酒も危険因子ですので控えてもらいましょう．お酒飲みで血圧が高い中年男性，というのが高血圧性脳出血患者の典型像です．

それ以外の再発リスクとしては，脳内の**微小出血（microbleeds）**が報告されています[1]．これは，頭部MRI検査のT2*画像で検出可能ですが，特にアジア人では微小出血が散見される症例で再発に注意が必要とされています．また，

表2 ● 抗凝固薬・抗血小板薬に関する臨床試験一覧

試験名	目的	比較薬剤	効果
JAST試験	NVAF患者の心原性脳塞栓症一次予防	アスピリン vs. 偽薬	アスピリンにおける大出血リスク上昇およびアスピリンの偽薬に対する有意差が見られず試験中止
BAT試験	日本における脳卒中・心血管疾患患者の出血合併症の発症率および重症度	ワーファリン vs. 抗血小板薬単独 vs. 抗血小板薬併用 vs. ワーファリン＋抗血小板薬	・命に関わる出血・大出血はワーファリン＋抗血小板薬でワーファリンの1.76倍 ・全出血はワーファリン＋抗血小板薬でワーファリン単独群の1.30倍，抗血小板薬併用は抗血小板薬単独の1.37倍
WARSS試験	非心原性脳塞栓症患者の脳梗塞二次予防	ワーファリン vs. アスピリン	・予防効果に有意差なし ・ワーファリンで有意に小出血が多い
WASID試験	頭蓋内動脈狭窄患者の脳梗塞一次予防	ワーファリン vs. アスピリン	・予防効果に有意差なし ・ワーファリンで主要心イベント・死亡率・重篤な出血が多い
RE-SPECT ESUS試験	ESUS患者の脳卒中二次予防	プラザキサ® vs. アスピリン	施行中
NAVIGATE ESUS試験	ESUS患者の脳卒中二次予防	イグザレルト® vs. アスピリン	施行中

喫煙・肝炎や肝硬変・低コレステロール血症・高齢なども危険因子として報告されています．

●高血圧以外の要因

　脳葉型（皮質下）**出血**は必ずしも高血圧性とは限らず，高齢者ではアミロイドアンギオパチーなどが原因で発症します．脳葉型出血は再発が多く，米国心臓協会のガイドラインでは，脳葉型出血症例に対しては抗凝固薬を使用しないよう勧められています．したがって，出血の原因によっては慎重に抗凝固薬の投与を検討することが望ましいと考えられ，専門医に相談することがよいでしょう．

　脳動静脈奇形や脳動静脈瘻・脳血管腫などの血管奇形や脳腫瘍など，器質的な疾患が原因で脳出血をきたした症例に関しては，個々の症例に即して抗凝固薬投与の適応を判断する必要がありますので，専門医とよく相談してください．

　以上まとめますと，脳出血と一口に言っても種々の原因・病態がありますので，脳出血の既往がある患者でAFが見つかって抗凝固療法の適応を考慮する場合には，まずは脳神経外科や神経内科などの専門医に相談することがよいと思います．抗凝固療法をはじめることになった場合も，年1回程度は専門医で頭部MRIのフォローをお願いし，微小出血の出現の有無などをチェックしてもらうなどの連携を保つことが大切です．そして，厳格な血圧管理（130/80mmHg未満）を忘れないようにしてください．

2）クモ膜下出血

　脳出血と異なり，クモ膜下出血の原因の多くは**脳動脈瘤破裂**です．クモ膜下出血を発症した場合，治療が非常に困難である場合を除いて，破裂した脳動脈瘤はクリッピングやコイル塞栓で治療されていますので，再出血する可能性は低く，抗凝固薬投与の適応に関して問題になることは少ないと思われます．コイル塞栓の場合，5〜20％程度の割合で再開通をきたしますが，当該脳外科で定期的にフォローされることが一般的です．ただし，コイル塞栓術でステント設置を併用している症例の場合，抗血小板薬を内服していることがありますので，その場合は注意が必要です（詳細は後述 **2**-2) 参照）．

　また，破裂脳動脈瘤症例では，しばしば**未破裂脳動脈瘤**を合併している場合が

あります．よほど破裂率の高い未治療の動脈瘤がない限りは，心原性脳塞栓症発症予防の方が優先されると考えますが，抗凝固薬を開始する際には，患者本人に，いったん破裂してクモ膜下出血をきたした場合，出血の程度が増強されることで重症化する可能性がある旨を説明しておいた方がよいでしょう．また，脳動脈瘤発生の危険因子として高血圧と喫煙が判明していますので，血圧管理を行い，禁煙を指導してください．

脳動脈瘤破裂以外のクモ膜下出血の原因としては，脳動静脈奇形破裂や原因不明のものなどがあげられます．治療が完成していない破裂脳動静脈奇形の場合は再発率が高いので，抗凝固薬投与に関しては専門医への相談が必要です．

2 虚血性脳卒中の既往がある症例

AF症例における脳梗塞の最大の危険因子は「脳梗塞または一過性脳虚血発作（以下TIA）の既往」です．伏見AFレジストリでの解析結果でも，「脳梗塞またはTIAの既往」は強力なリスク因子でした．**第3章-1**にあるように，$CHADS_2$スコアのなかで「脳梗塞またはTIAの既往」だけは倍の2点が加点されます．これは，脳梗塞またはTIAの既往がある症例の脳梗塞発症率が約12％/年と他の危険因子をもつ場合と比べて約2倍高いためです[2]．したがって，虚血性脳卒中の既往だけで抗凝固療法が推奨されることになります．しかしながら，過去の脳梗塞の病型によっては，抗血小板薬との併用という問題が生じてきます．

1）心原性脳塞栓症

心原性脳塞栓症の既往がある患者の場合は，禁忌事項がない限りすでに抗凝固薬を内服しているはずです．したがって，抗凝固薬の内服を継続し，年1回程度頭部MRI検査を施行し，新たな（無症候性）脳梗塞の出現がないかをチェックしていくことが大切です．

2）アテローム血栓性脳梗塞

抗凝固療法の有無を検討するにあたって最も問題となる病型がこのアテローム血栓性脳梗塞といえるかもしれません．多くの症例において**抗血小板薬**が投与されており，抗凝固薬との併用による出血性合併症リスクの増大が問題となるため

です.

　BAT試験（表2）では，ワーファリンに抗血小板薬を併用した場合，ワーファリン単独投与に比べて頭蓋内出血・出血死・出血性ショックなどの重篤出血の発症が有意に多くなり，また抗血小板薬単独投与と比べると3倍の重篤出血が発症しました．したがって，可能であれば抗血小板薬または抗凝固薬のどちらか一方のみの投与ですませたいところです．上で述べたように，抗血小板療法はAFに伴う脳梗塞予防に効果がありませんが（JAST試験，表2），ワーファリンは非心原性脳塞栓症に対して抗血小板療法と同等の再発予防効果をもつことが示されています（WARSS試験，表2）．したがって，どちらか一方を選択するとすれば，ワーファリンということになります．

　ただし，問題もあります．例えば，主要頭蓋内脳動脈狭窄を有する症候性脳虚血症例においては，ワーファリンはアスピリンに比べて脳梗塞予防効果においては同等であったものの，主要な心イベントや重篤な出血・死亡などの有害事象の頻度が有意に高く認められました（WASID試験，表2）．アテローム血栓性脳梗塞に対するDOACの二次予防効果については現時点では不明ですが，もし将来ワーファリンと同等以上の予防効果が認められた場合は，より出血合併症の少ないDOAC単独投与が望ましいと思います．

　ワーファリン単独投与で非心原性脳塞栓症の再発が認められた場合は，併用療法を考慮すべきでしょう．この場合は，より出血合併率の少ないDOACとプレタール®またはプラビックス®の併用がよいと思われます．ただし，プレタール®には心拍数を増加させる副作用がありますので，症例によっては注意して下さい．また，**頸動脈ステント**設置症例で抗血小板薬投与が義務づけられている症例においてもDOACとプラビックス®の併用などを検討すべきだと思います．

　これら抗血栓療法に加えて，高血圧や脂質異常症，糖尿病などの基礎疾患のコントロールが必要であることは言うまでもありません．

3）ラクナ梗塞

　ラクナ梗塞は，その最大の危険因子が**高血圧**であるという点において高血圧性脳出血と似ています．詳細は述べませんが，その発症機序にも共通点が認められます．実際，ラクナ梗塞に脳出血や微小出血が併発していることがよく見受けら

れます．したがって，厳格な血圧コントロールが重要です．脳卒中治療ガイドライン2015では，ラクナ梗塞の再発予防のために血圧を少なくとも140/90mmHg未満に，可能であれば130/80mmHg未満をめざすことを考慮するよう推奨されています．

　ラクナ梗塞の既往がある患者にAFが見つかった場合は，血圧を厳格にコントロール（130/80mmHg未満）したうえで，抗凝固薬（可能であればワーファリンではなくDOAC）の内服を開始することが望ましいと考えられます．抗血小板薬は，脳出血をきたすリスクが高いため中止して抗凝固薬単剤投与にするのがよいと思います．

4) 塞栓源不明の脳塞栓症（ESUS）

　アテローム血栓性脳梗塞，ラクナ梗塞および心原性脳塞栓症を除外した虚血性脳卒中で，頭蓋外内頸動脈の狭窄や心内塞栓源がなく，画像検査では塞栓症と考えられるものの，通常の検査では塞栓源が不明な病態を **ESUS**（Embolic Stroke of Undetermined Source）といいます（**表3**）[3]．

　ESUSの塞栓源としては，低リスクの心内塞栓源・潜在性発作性AF・担癌性・動脈原性塞栓・奇異性塞栓症などが考えられており，ESUSとされていた症例に後に発作性AFが発見されることがしばしばあります．その場合は，心原性脳塞栓症という診断のもとにDOACの投与に切りかえることが望ましいでしょう．

表3 ● 塞栓源不明の脳塞栓症：ESUSについて

	ESUS（Embolic Stroke of Undertermined Source）
診断基準*	・CTまたはMRIで診断された脳卒中がラクナ梗塞ではないこと ・虚血領域を供給している頭蓋内外の動脈に50％以上の狭窄がないこと ・高リスクの心内塞栓源がないこと ・その他脳卒中を起こす特殊な原因（大動脈炎，解離，偏頭痛・血管攣縮，薬物誤用）がないこと
必要な検査	・頭部CTまたはMRI ・経胸壁心エコー ・12誘導心電図および24時間以上の心臓モニター ・脳虚血領域を供給する頭蓋内外動脈の画像検査

＊4つすべてを満たす場合，塞栓源不明の脳塞栓症と診断されます．
文献3を参考に作成

ESUSの治療法はいまだ確立しておらず，抗血小板薬やワーファリンの投与が試みられています．また，最近ESUS患者を対象としてDOACとアスピリンの有効性および安全性を比較する試験が開始されました（RE-SPECT ESUS試験およびNAVIGATE ESUS試験，**表2**）．もしDOACの優位性が示されれば，発作性AFが発見されなくともDOACを投与する治療方針になるかもしれません．

おわりに

　虚血性脳卒中の既往は最大の脳梗塞発症危険因子ですし，出血性脳卒中の既往症例は抗凝固療法の最も重篤な合併症である頭蓋内出血を発症しやすい症例群です．いずれにしても脳卒中の既往がある症例に対しては，いっそうの注意が必要です．いったん脳卒中を発症した場合は，時間が勝負になります（**第5章-7参照**）．患者の家族にも緊急時の対処（様子をみずにすぐに救急車をよんで処置が可能な病院へ搬送してもらうこと）について話をしておくことも大切です．

文 献

1) Bokura H, et al：Microbleeds are associated with subsequent hemorrhagic and ischemic stroke in healthy elderly individuals. Stroke, 42：1867-1871, 2011
2) Gage BF, et al：Validation of clinical classification schemes for predicting stroke: results from the National Registry of Atrial Fibrillation. JAMA, 285：2864-2870, 2001
3) Hart RG, et al：Embolic strokes of undetermined source: the case for a new clinical construct. Lancet Neurol, 13：429-438, 2014

Columns ❷
AF症例における心原性脳塞栓症の危険因子

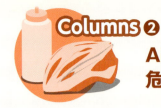

福田俊一

　第2章-5で「AF症例における脳梗塞の最大の危険因子は脳梗塞またはTIAの既往です」と書きましたが，これは心原性脳塞栓症の最大の危険因子が脳梗塞またはTIAの既往であることと同義ではありません．$CHADS_2$スコアをはじめとする臨床研究のエビデンスは，心原性脳塞栓症のみならずアテローム血栓性脳梗塞やラクナ梗塞などの非心原性脳塞栓症も含まれた「虚血性脳卒中全体」の発症に対する解析に基づいて作成されています．AF症例なのですから，当然のことながら心原性脳塞栓症の危険因子を知りたいところですが，なぜでしょう？

　じつは，欧米では日本のように脳卒中を発症しても必ずしも頭部CT検査や，ましてやMRI検査を施行しないことが少なからずあるため，大規模な臨床研究で脳梗塞の病型分類をとり入れることが難しいのです．2016年10月時点で，心原性脳塞栓症の危険因子について大規模な解析を行った報告はありません．

　そこでわれわれは，伏見AFレジストリに登録された脳卒中発症例に対し，入院時のMRI画像診断に基づき脳卒中の病型分類を行い，AFを有する患者における心原性脳塞栓症の危険因子について検討しました[1]．2011年3月から2014年10月までに登録された症例のなかで，少なくとも1年以上観察された3,749症例において，135例が脳卒中を発症しました．出血性脳卒中が26例，虚血性脳卒中が109例で，うち91例が心原性脳塞栓症例でした．3,749例を母集団とした多変量解析では，高齢・低体重・脳卒中またはTIAの既往および持続性AFの4つが心原性脳塞栓症の有意な危険因子でした．一方，今回の解析では$CHADS_2$スコアであげられている糖尿病や心不全は有意ではありませんでした．4つの危険因子のなかでオッズ比が最も高かったのは，脳卒中またはTIAの既往でした．したがって，「AF症例における心原性脳塞栓症の最大の危険因子は脳梗塞またはTIAの既往である」と言えそうです．

　また，脳梗塞の体積が30mL以上の大きな心原性脳塞栓症をきたす危険因子は，脳卒中またはTIAの既往および慢性腎臓病の2つでした．大きな梗塞ほど重症度が高い傾向があることより，過去に脳梗塞の既往がある患者が心原性脳塞栓症をきたすと重症化しやすいと考えられ，特に注意が必要です．

文献
1) Yasuda K, et al：Predictors of cardioembolic stroke in Japanese patients with atrial fibrillation：the Fushimi AF Registry. Asia Pacific Stroke Conference 2016, Brisbane, Queensland, Australia, 15-17 July, 2016

第2章　全身を評価する

Lesson
6　心不全

井口守丈

ココが全力ポイント！

① 心不全はAF患者の一番の死因！
② AFをみたら必ず一度は心エコー検査を！
③ 心不全を合併すれば必ず抗凝固療法を！
④ 心不全急性期には特に脳梗塞に注意が必要！
⑤ 心不全を合併した時のレートコントロールにはβ遮断薬を中心に！

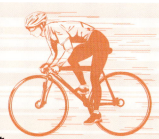

はじめに

心不全は最新のヨーロッパの心不全ガイドライン[1]では，"心臓の構造的・機能的異常により，心拍出量の低下や心内圧の上昇が起き，頸静脈圧の上昇やラ音，末梢浮腫などの徴候を伴う典型的な症状（息切れ，足首の腫脹，倦怠感など）を起こした状態"と定義されます．心不全は状態に応じて急性・慢性や，左室駆出率（EF）に応じて収縮能の保たれた心不全（HF with preserved EF：**HFpEF**），収縮能の低下した心不全（HF with reduced EF：**HFrEF**）に分類されたりします．

> **memo**
> 　　EF ≧ 40％をHFpEF，EF ＜ 40％をHFrEFとすることが多いですが，EFのcut offに関してはまだ議論があります．前述のヨーロッパのガイドラインではHF with mid-range EF（HFmrEF：EF 40〜49％）が新設されました．

心不全とAFは切っても切れない関係にあります．心不全では左房圧の上昇により左房の電気的・構造的なリモデリングを起こし，AFが発生しやすくなります．また，AFがあると，頻脈や心拍出量の低下から，心不全も起こりやすくなり，悪循環を形成します（図1）．実際，フラミンガム研究のデータでは，心不全を発症した患者の約半数がAFを合併し，AFを発症した患者の約3分の1が心不全を合併していました[2]．さらに，AFと心不全を合併すると予後が悪く，AF患者の一番の死因は心不全だとも言われており[3]，AF患者では心不全の合併に注意を払うことが大切です．

1　心不全の評価

　AFでは，心不全の合併でその後の予後や治療の方法が大きく変わりますので，その評価をすることが大事です．AFの患者を診たときは必ず一度は心エコー検査を行う必要があります．心エコー検査では，EFの評価や弁膜症，心筋症などの構造的な異常がないかどうかに加えて，**第2章-8**でも紹介しているように左房の評価も大事です．

　血液検査での脳性ナトリウム利尿ペプチド（**BNP**）や，その前駆体のN末端である**NT-proBNP**も心不全の評価に有用です．ただし，AFがあるとそれ自体で，BNP/NT-proBNPが上昇するため，AF患者ではその解釈に注意が必要で

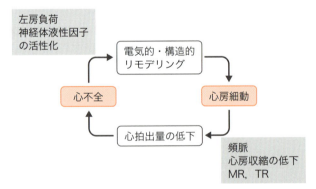

図1 ● 心不全とAFの悪循環

す．AFがどの程度BNP/NT-proBNPを上昇させるかに関しては正確なデータはないのですが，AFの場合は，BNPが200 pg/mL以上になると心不全の目安になるといわれています．伏見AFレジストリでは，NT-proBNPが1,000 pg/mLを超えると心不全を合併していることが多い傾向にありました．AF患者であってもBNPやNT-proBNPがこの程度まで上昇していると要注意と考えられます．

　最初は心不全や，器質的な心疾患がないAFの患者でも，年月がたつと，徐々にEFが低下したり，心房の拡大により僧房弁・三尖弁の閉鎖不全が悪化したりすることにより，心不全を発症することがあります．

　海外のデータでは年1％程度の患者が新たに心不全を発症し，左房の拡大やEFの低下（50～54％），高血圧，糖尿病がそのリスク因子でした[4]．伏見AFレジストリのデータでも年1.7％程度の新規の心不全発症があり，EFの低下（＜60％）や貧血，慢性閉塞性肺疾患などがそのリスク因子でした．フラミンガム研究などの一般住民における心不全の新規発症率は年0.5％程度ですので，AF患者では器質的心疾患がなくても，新規の心不全発症に注意し，診察時に息切れや浮腫，体重増加などの心不全症状を確認し，経年的に心機能の経過をみていくことが大事です．

2 心不全合併AF患者の管理

1）血栓塞栓症の予防

　心不全ではVirchowの3徴をすべて満たし，**血栓塞栓症**のリスクが高くなるといわれています．AFに合併した場合も例外ではなく，AF患者の血栓塞栓症の予測スコアであるCHADS$_2$スコア・CHA$_2$DS$_2$-VAScスコアにもCの因子として含まれています．そのため，AF患者が心不全を合併した場合は，基本的に経口抗凝固薬の投与が推奨されています．

　しかし，心不全がAFの患者の血栓塞栓症のリスクになるかどうかに関しては，じつはリスクになるという報告と，ならないという報告が混在しています．2014年に発表されたレビュー[5]によると，心不全を臨床的に診断した場合も，EFの低下により診断した場合も，血栓塞栓症のリスクになるかどうかに関しては，相反するデータがある状況でした．心不全と一口にいっても基礎疾患もさまざま

で，急性・慢性，重症・軽症のものなど非常に多様な状態の患者が含まれているのが原因と思われます．

では，どのような心不全が血栓塞栓症のリスクとなるのでしょうか？ 伏見AFレジストリの解析では，心不全の既往やEFの低下は血栓塞栓症のリスクと関連していなかったのですが，**心不全入院**の直後（**図2**）や，BNP/NT-proBNPが高値の場合にリスクが増加していました．心不全入院は洞調律の患者でも血栓塞栓症のリスクを増加させることが知られており，約7,500人の住民を10年間観察したロッテルダム研究によると，全体での脳卒中の発症率は年1.1％程度でしたが，心不全と診断された直後1カ月の間は，脳卒中が約5倍多く発症していました．実際われわれの施設の検討でも心不全入院の期間に2.7％もの患者が脳梗塞を発症していました[6]．またBNP/NT-proBNPはエリキュース®のARIS-TOTLE試験のサブ解析でもAF患者の血栓塞栓症と関連することが報告されており[7]，心不全の急性期やうっ血がある状態，またそのような状態で利尿薬により治療をする際は血栓塞栓症のリスクが増加すると考えられます．

2）心不全の管理

AFを合併する心不全の場合，レートコントロールにするか，リズムコントロールにするかという問題に直面します．これらの詳細については**第4章**に譲るとし

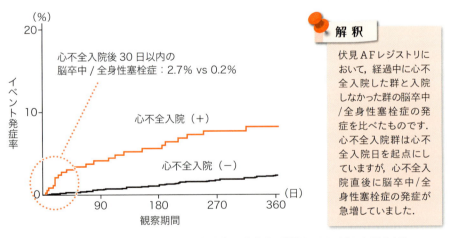

図2 心不全入院後の脳卒中／全身性塞栓症の発症率（伏見AFレジストリより）

て，ここでは心不全の治療に使う薬について簡単に述べたいと思います．心不全の治療には，利尿薬や強心薬などの症状を緩和するための治療と，RAS阻害薬やβ遮断薬などの予後を改善する治療があります．慢性期には予後を改善する治療を継続することが重要です．特にAFを合併する心不全ではβ遮断薬が重要です．

ⓐ RAS阻害薬（ACE阻害薬，ARB，表1①②）

降圧薬として用いられている薬ですが，心不全の治療には欠かせない薬で，心不全の患者を診た場合にはまず投与する薬です．特に高血圧を合併している場合は必須と考えられます．

HFpEFの症例では予後改善効果は実証されていませんが，HFrEFの症例では10〜20％予後を改善すると言われています．以前は，アップストリーム治療の効果（AFの新規発症を予防する効果）があるのではと期待されていましたが，残念ながらそれに関しては否定的です．血圧が低下し忍容性がない場合は，AF患者では後述のβ遮断薬を優先することが多いです．

ⓑ β遮断薬

こちらも心不全には欠かせない薬です．ただし，RAS阻害薬と同様HFrEFでの**予後改善効果**は証明されているのですが，HFpEFでの効果は実証されていません．また，メタ解析の結果から，AF患者では予後の改善効果がなかったという報告もあります[8]．しかし，AFでは頻脈により心不全が悪化しますので，心拍数の適切なコントロールが必要です．心拍数をコントロールするための他の薬剤（Ca拮抗薬，ジギタリス）に関しては有害となる可能性がありますので，β遮断薬の使用が推奨されます．

β遮断薬はとくにHFrEFの症例では，投与開始時期に心不全を悪化させることがありますので，少量から開始し，忍容性を確認しながら漸増することが大事です．

洞調律患者では，β遮断薬は用量依存性に予後改善効果が上がると言われていますが，AFにおいてはどの程度の投与量を目標にするかははっきりしていません．心不全を合併するAF患者で心拍数を厳格にコントロールするかどうかをみた試験（RACE Ⅱ試験）では，厳格な心拍数のコントロールに予後の改善効果は認められませんでした．AFでの頻脈は心不全を悪化させますが，一回拍出量の低下を心拍数の増加で補っている面もありますので，心拍数を落としすぎる

表1 ● 心不全の治療に用いる薬

	一般名（商品名）	内服投与量	補足
①ACE阻害薬	エナラプリル（レニベース®，エナラート®）	1回5〜10 mg，1日1回（利尿剤投与中の心不全には2.5mgからの開始が望ましい）	心不全の保険適応あり
	リシノプリル（ロンゲス®，ゼストリル®）	1回5〜10 mg，1日1回（腎障害を伴う場合は2.5mgから開始が望ましい）	心不全の保険適応あり
②ARB	カンデサルタン（ブロプレス®）	1回4〜8 mg，1日1回	心不全の保険適応あり
③ループ利尿薬	フロセミド（ラシックス®）	1回10〜80 mg，1日1〜3回（腎不全にはさらに大量を用いる）	利尿効果は強力
	トラセミド（ルプラック®）	1回4〜8 mg，1日1回	K低下が少ない
	アゾセミド（ダイアート®）	1回30〜60 mg，1日1回	長時間作用型
④アルドステロン拮抗薬	スピロノラクトン（アルダクトン®A）	1回25〜50 mg，1日1〜2回	
	エプレノン（セララ）	1回25〜50 mg，1日1回	女性化乳房が少ない

ARBには他に，ロサルタン（ニューロタン®），バルサルタン（ディオバン®），テルミサルタン（ミカルディス®），オルメサルタン（オルメテック®），イルベサルタン（アバプロ®，イルベタン®），アジルサルタン（アジルバ®）がある．

と，かえって心不全を悪化させる可能性もあります．心拍数が100 bpmを切る程度にほどほどに調整するのがいいかと思われます．

ⓒループ利尿薬（表1③）

うっ血を改善するために，これも心不全の治療にはなくてはならない薬です．しかし，先のRAS阻害薬，β遮断薬と違って予後を改善する効果はなく，むしろ高用量を使うことで予後を悪化させる可能性が示唆されています．うっ血の改善には必要ですが，漫然と投与せず，適宜用量を調整することが大事です．

ⓓアルドステロン拮抗薬（表1④）

利尿効果を期待して投与される薬で，ループ利尿薬と併用することで，相乗効果や低カリウム血症の抑制が期待されます．しかも，ループ利尿薬と違って，HFrEF症例への予後改善も示されており，なるべく投与したい薬剤です．

しかし，**腎障害や高カリウム血症**への注意が必要です．HFpEFでは残念なが

ら予後改善効果はないのですが，心不全悪化による入院は減らせると考えられています．将来，高カリウム血症をきたしにくいタイプのものや，改良型のカリウム吸着剤が発売される話がありますので，さらによい成績がでるか期待されるところです．

ⓔジギタリス

陽性変力作用と**陰性変時作用**をもち，AF合併の心不全患者では利にかなった薬剤に思えるのですが，実際のデータでは効果に関しては議論の分かれるところです．このため，レートコントロールのためにはまずはβ遮断薬が優先され，β遮断薬が使用できなかったり効果が不十分だったりする場合に使用が検討されます．血中濃度が上昇するに応じて，死亡率が増加するという報告があり[9]，低容量での使用が推奨されます．

3）その他のレートコントロール・リズムコントロール治療

ⓐ非ジヒドロピリジン系Ca拮抗薬

ベラパミルやジルチアゼムといった薬で，AFの心拍数を低下させるために使います．しかし，**陰性変力作用**があるため，HFrEF患者では，有害であるといわれています．

このため，HFrEF患者で心拍数をコントロールする必要があるときは，β遮断薬を最優先で使い，場合によって，ジギタリスやⅢ群抗不整脈薬のアンカロン®を使用します．HFpEF患者では使用可能ですが，慎重に使用する必要があります．

ⓑ抗不整脈薬

リズムコントロールをめざす場合に使います．**Ⅰ群薬（Naチャネル遮断薬）**と**Ⅲ群薬（アンカロン®）**がありますが，Ⅰ群薬は，Ca拮抗薬と同様陰性変力作用がありますので，心不全患者（特にHFrEF患者）では使用は避けるべきです．アンカロン®は心機能低下例でも使用可能ですが，**間質性肺炎**などの致死的な副作用があります．アンカロン®を用いたリズムコントロール治療とレートコントロール治療を比較したAF-CHF試験では，アンカロン®の優越性は示されませんでした．AFになると血行動態が悪化するような症例を選んで使う必要が

あります.

◉カテーテルアブレーション

リズムコントロールにはカテーテルアブレーションという方法もあります．近年，AFに対するカテーテルアブレーションはかなり進歩しています．前述のアンカロン®よりも洞調律の維持効果がすぐれていると言われており，心不全症例に対する今後のエビデンスの集積が待ち望まれます（**第6章-2**参照）．

以上のように，心不全とAFは密接に関連しており，AF患者では脳梗塞だけでなく，心不全にも注意しながら診療していくのが大事です．

文 献

1) Ponikowski P, et al：2016 ESC Guidelines for the diagnosis and treatment of acute and chronic heart failure：the Task Force for the diagnosis and treatment of acute and chronic heart failure of the European Society of Cardiology（ESC）Developed with the special contribution of the Heart Failure Association（HFA）of the ESC. Eur Heart J, 37（27）：2129-200, 2016
2) Santhanakrishnan R, et al：Atrial fibrillation begets heart failure and vice versa: temporal associations and differences in preserved versus reduced ejection fraction. Circulation, 133：484-492, 2016
3) Healey JS, et al：Occurrence of death and stroke in patients in 47 countries 1 year after presenting with atrial fibrillation: a cohort study. Lancet, 388：1161-1169, 2016
4) Potpara TS, et al：Predictors and prognostic implications of incident heart failure following the first diagnosis of atrial fibrillation in patients with structurally normal hearts: the Belgrade Atrial Fibrillation Study. Eur J Heart Fail, 15：415-424, 2013
5) Agarwal M, et al：The impact of heart failure and left ventricular dysfunction in predicting stroke, thromboembolism, and mortality in atrial fibrillation patients: a systematic review. Clin Ther, 36：1135-1144, 2014
6) Hamatani Y, et al：Incidence and predictors of ischemic stroke during hospitalization for congestive heart failure. Heart Vessels, 31：1154-1161, 2016
7) McMurray JJ, et al：Left ventricular systolic dysfunction, heart failure, and the risk of stroke and systemic embolism in patients with atrial fibrillation: insights from the ARISTOTLE trial. Circ Heart Fail, 6：451-460, 2013
8) Kotecha D, et al：Efficacy of β blockers in patients with heart failure plus atrial fibrillation: an individual-patient data meta-analysis. Lancet, 384：2235-2243, 2014
9) Rathore SS, et al：Association of serum digoxin concentration and outcomes in patients with heart failure. JAMA, 289：871-878, 2003

第2章　全身を評価する

Lesson 7　心筋症

手塚祐司

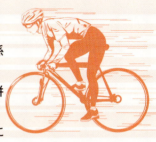

ココが全力ポイント！

① AF合併肥大型心筋症患者にはCHADS$_2$スコアに関係なく抗凝固療法が強く推奨される！
② AFが記録されていない肥大型心筋症患者は，AFが合併していないか注意が必要！
③ 拡張型心筋症患者もAFを合併するとCHADS$_2$スコアに関係なく抗凝固療法が強く推奨される！
④ 心筋症にAFを合併すると心不全の予後が悪化する！

はじめに

　心筋症は冠動脈疾患・高血圧・弁膜症・先天性心奇形によるものではない，構造的・機能的異常を伴う心疾患の総称です．AFをしばしば合併することにより，予後が悪くなります．また，2013年の日本循環器学会の心房細動治療（薬物）ガイドラインでも心筋症の合併があれば，CHADS$_2$スコアにかかわらず塞栓症予防のために抗凝固療法を考慮することとなっています．

　心筋症は**肥大型心筋症・拡張型心筋症**・不整脈原性右室心筋症・拘束型心筋症・分類不能の心筋症の5つに大別されます（図1）．われわれの前向き観察研究である伏見AFレジストリのデータでは，AF患者の中で心筋症の合併は2.7%でした．そのうち，肥大型心筋症は1.1%，拡張型心筋症は1.4%であり，本稿では，頻度の高い肥大型心筋症・拡張型心筋症とAFの関係，主に塞栓症と心不全との関係について概説します．

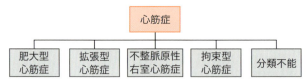

図1 ● 心筋症の分類

心筋症の分類は欧州心臓病学会による2008年の分類が一般的で心筋症は肥大型心筋症・拡張型心筋症・不整脈原性右室心筋症・拘束型心筋症・分類不能の心筋症の5つに大別されます.
文献1を参考に作成

1 肥大型心筋症

　肥大型心筋症は，**心筋の異常肥大**とそれによる**左室拡張能低下**を基本病態とする疾患です．長年の高血圧により，心筋肥大や拡張能低下を認めることがありますが，それらは高血圧性心疾患であり，別の疾患です．

　そのため，原因遺伝子などに病因変異が同定されている場合，もしくは可能な限り評価を行い蓄積疾患や心臓外病変を有する全身疾患などの原因がみられない場合に，肥大型心筋症と診断されます．肥大型心筋症の75～96％で異常Q波，ST-T変化，陰性T波，左室高電位など何らかの心電図異常がみられます[2]．

　頻度は500人に1人とまれな疾患ではありません[3]．若年を中心に突然死の可能性はありますが，無症候の成人だと一般人と同等の生存率です[4]．心筋肥大により左室流出路に狭窄が存在する場合，特に閉塞性肥大型心筋症とよばれます．

　肥大型心筋症とAFの合併は，診断時は5％の患者にみられます．また，年間2％の患者に新規発症し，これはどちらも発症していない人の5倍の頻度にあたります．

1) 肥大型心筋症と脳梗塞・全身性塞栓症

　前述の通り，2013年の日本循環器学会の心房細動治療（薬物）ガイドラインでも，心筋症はCHADS$_2$スコアにかかわらず塞栓症予防のための抗凝固療法が推奨されています．

　ところで，この心筋症とは図1中のどの種類の心筋症を指すのでしょうか．Hokkaido Atrial Fibrillation StudyはAF患者2,667例，平均観察期間1.7年間

表1 ● 脳梗塞・全身性塞栓症の発生率（/100人年）
（伏見AFレジストリより）

	脳梗塞・全身性塞栓症
肥大型心筋症	7.1
拡張型心筋症	0.6
心筋症合併なし	2.2

中央観察期間1,099日

解 釈

拡張型心筋症で少ないのは拡張型心筋症患者は若年者が多かったためと考えられます．

のコホート研究で，脳梗塞・一過性脳虚血発作・全身性塞栓症の発生は心筋症群で多かったことが，このガイドラインに記載されています（あり8.6％ vs なし4.2％）．しかし心筋症の種類には言及されていません．

米国心臓病学会財団と米国心臓協会（ACCF/AHA）の2011年の肥大型心筋症のガイドラインでは，発作性・持続性・慢性を問わずAF合併には抗凝固療法が強く推奨されています．前述のわれわれの伏見AFレジストリのデータでも，中央観察期間1,099日でAF合併肥大型心筋症患者の脳梗塞・全身性塞栓症発症は100人あたり7.1人/年と高いものでした（表1）．

実臨床では，特に無症候性の発作性AFの診断は難しく，しかし，当然ながら診断されていなくてもAFがあれば塞栓症を起こす可能性があります．脳梗塞や塞栓症を発症した肥大型心筋症患者において，半数以上が発症以前にAFが記録されておらず，また，AFが記録されていない肥大型心筋症患者において，左房径が塞栓症のリスク因子であったとの報告もあります[5]．

AFが記録されていない肥大型心筋症患者に抗凝固療法を行うかは議論が分かれますが，AF例ではCHADS$_2$スコアがいくつであっても抗凝固療法が強く推奨されます（図2）．

2）肥大型心筋症と心不全

心筋症はしばしば**心不全**を合併します．肥大型心筋症にAFを合併すると心房の収縮による心室の充満が損なわれて，心拍出量の低下や症状の悪化を認めます．AFを合併することにより，NYHA心機能分類3もしくは4（高度以上の身体活動の制限があるということ）に悪化するリスクとなります[6]．

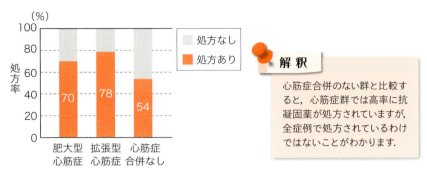

図2 ● 抗凝固薬の処方率（伏見AFレジストリより）

　薬物療法としては心拍数コントロールとして，β遮断薬やCa拮抗薬が用いられます．AFを合併すると血行動態が破綻する例では，抗不整脈薬やAFに対する**カテーテルアブレーション**を考慮する必要があります．

2 拡張型心筋症

　拡張型心筋症は一般的に予後不良です．**心筋収縮不全**と**左室内腔の拡張**を特徴とする疾患で，多くの場合進行性です．臨床的に心筋収縮不全と左室内腔の拡張をきたす類似の疾患は多く存在し，それらを除外して診断されます．頻度は，1999年に厚生省特発性心筋症調査研究班による全国調査では，人口10万人あたり14人となっています．しかしこの調査は難病指定を受けるほどの比較的重症患者を対象としたものと想定されていて，無症状ないしは軽症患者を含めると実際の患者数はさらに多いことが予想されます．現在は治療の進歩により改善していると思いますが，同調査では5年生存率は76％と予後不良な疾患です．

　拡張型心筋症患者のなかでのAFの合併の頻度の報告は少ないですが，19～24％とされています．拡張型心筋症患者に限らず心不全患者においてAFは約20％に認められ，年齢やNYHA心機能分類のクラスが上がるにつれて頻度が増加します[7]．後述しますが，拡張型心筋症患者はほとんど心不全を呈していることから，少なくとも20％はAFを合併していると思われます．

1）拡張型心筋症と脳梗塞・全身性塞栓症

　　拡張型心筋症に限らず，洞調律であっても収縮機能不全による心不全患者では，左心室内に血栓が形成され，脳梗塞や全身性塞栓症を起こすことがあります．しかし，そうは言っても，全例で抗凝固療法が推奨されるわけではありません．拡張型心筋症に限らず洞調律の左室駆出率低下症例での脳卒中の発症頻度は年間1％にすぎないとの報告もあり[8]，抗凝固療法中は出血性合併症のリスクもあるため，血栓塞栓症発症のリスクが高くない例では推奨されません．AF，あるいは血栓塞栓症の既往のある症例に対するワーファリン使用が推奨されています[9]．このガイドラインは2011年のものですので，AF例においてはもちろんDOACが使用可能と考えます．

2）拡張型心筋症と心不全

　　拡張型心筋症で最も多い初発症状は**心不全**であり，75〜85％にみられます．もともと心不全がみられますが，AFの合併により心不全が悪化することが多いです．拡張型心筋症のAF発症の予知因子は，大きい左房径や低い左室駆出率であり，診断後3年以内のAF発症は全死亡や緊急心移植のリスクとなることも報告されています[10]．低心機能患者にAFが合併すると致命的になりかねないため，アミオダロンが使用されたり，AFに対するカテーテルアブレーションが考慮されます．

おわりに

　　2013年の日本循環器学会の心房細動治療（薬物）ガイドラインに話は戻りますが，結局のところ，AFを合併すると，どちらの心筋症に対しても抗凝固療法は推奨されています．AFの抗凝固療法というと，$CHADS_2$スコアに目が行きがちですが，心筋症の有無にも注目しましょう．逆に，心筋症患者ではAFを合併していないか注目しながら診療を行うことが大切です．

文献

1）Elliott P, et al：Classification of the cardiomyopathies: a position statement from the European Society Of Cardiology Working Group on Myocardial and Pericardial Diseases. Eur Heart J, 29：270-276, 2008

2）「循環器病の診断と治療に関するガイドライン（2011 年度合同研究班報告）肥大型心筋症の診療に関するガイドライン（2012年改訂版）」（合同研究班参加学会），2012
3）Gersh BJ, et al：2011 ACCF/AHA guideline for the diagnosis and treatment of hypertrophic cardiomyopathy: a report of the American college of cardiology foundation/american heart association task force on practice guidelines. J Thorac Cardiovasc Surg, 142：e153-e203, 2011
4）Takagi E, et al：Prognosis of completely asymptomatic adult patients with hypertrophic cardiomyopathy. J Am Coll Cardiol, 33：206-211, 1999
5）Haruki S, et al：Stroke and embolic events in hypertrophic cardiomyopathy: risk stratification in patients without atrial fibrillation. Stroke, 47：936-942, 2016
6）Olivotto I, et al：Impact of atrial fibrillation on the clinical course of hypertrophic cardiomyopathy. Circulation, 104：2517-2524, 2001
7）De Ferrari GM, et al：Atrial fibrillation in heart failure patients: prevalence in daily practice and effect on the severity of symptoms. Data from the ALPHA study registry. Eur J Heart Fail, 9：502-509, 2007
8）Ahnert AM & Freudenberger RS：What do we know about anticoagulation in patients with heart failure? Curr Opin Cardiol, 23：228-232, 2008
9）「循環器病の診断と治療に関するガイドライン（2009－2010年度合同研究班報告）拡張型心筋症ならびに関連する二次性心筋症の診療に関するガイドライン」（合同研究班参加学会），2011
10）Aleksova A, et al：Impact of atrial fibrillation on outcome of patients with idiopathic dilated cardiomyopathy: data from the Heart Muscle Disease Registry of Trieste. Clin Med Res, 8：142-149, 2010

第2章 全身を評価する

Lesson 8 左房

濱谷康弘

ココが全力ポイント！

① AF患者では，一度は左房を評価しよう！
② 左房の評価は心エコーで！
③ リズムコントロール・レートコントロール戦略の選択には左房の評価が必須！
④ 左房の評価で脳塞栓症のリスクもわかる！

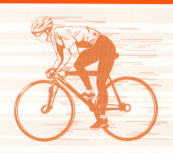

はじめに

　本稿では，AFがまさに起こっている場所である心房，特に**左心房**（以下，左房）をとりあげたいと思います．なかでも，「左房をどのように評価するのか？」「左房を評価することで，どのようなことがわかるのか？」について概説します．

1 左房の構造について

　左房を評価するにあたり，まずは左房の解剖学的な構造，特徴を理解しておく必要があります（図1，2）．

　左房は，右房の後ろに位置しており，心臓の底面や後面の大部分を形成しています．左房の後方には食道が接しており，さらに後方には脊椎が存在しています．左房の後壁には，4本の**肺静脈**（右上，右下，左上，左下）が流入しています．ちなみにAFの発生には，左房に還流する肺静脈が大きく関与していると言われています[1]．

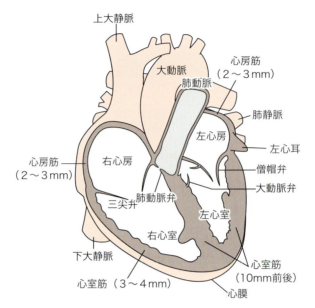

図1 ● 心臓の解剖図

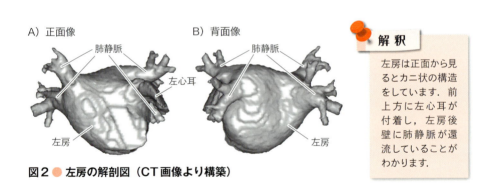

図2 ● 左房の解剖図(CT画像より構築)

> **解 釈**
>
> 左房は正面から見るとカニ状の構造をしています．前上方に左心耳が付着し，左房後壁に肺静脈が還流していることがわかります．

　加えて，左房の前上方に，**左心耳**とよばれる耳たぶ状の突出部があります．この左心耳は，サイズが小さく屈曲していること，多葉化していること，内部に櫛状筋を有していることなどから，血栓ができやすいことが大きな特徴です．

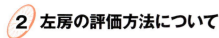

2 左房の評価方法について

　近年のCTやMRIの進歩には目を見張るものがあります．CTはカテーテルアブレーションの術前評価に必須のものとなり，CTやMRIで評価した左房形態がAFの脳塞栓リスクと関連しているという研究もあります[2]．ただし，CTやMRIは造影剤使用や放射線被曝の観点からもAF患者全例に施行するのは困難と考えられ，やはり左房を評価する王道は**心エコー**ではないかと考えます．

1) 経胸壁心エコーでの左房の評価

　左房の評価に際しては，**経胸壁心エコー**が一般的に用いられ，主に左房の大きさを計測します．左房の計測方法は，①左房前後径，②左房面積，③左房容積の計測があります[3]．

❶ 左房前後径

　最も広く日常臨床で使用されている左房計測法です．傍胸骨左縁長軸像のバルサルバ洞レベルで，大動脈基部の長軸に直交する方向で計測します（**図3A**）．この左房前後径計測は，広く普及した測定法であり，多くの臨床・研究で使用されています．左房前後径のメリットは，簡便で再現性があることです．しかし，左房の前後方向への拡大は，胸骨や脊椎により制限を受けています．そのため，左房の拡大はすべての方向に等しく拡大するわけではないということを考慮する必要があります．

❷ 左房面積

　左房面積の計測では，心尖部の四腔像と二腔像を描出し，両方をトレースします．左房前後径よりは正確に左房の大きさを反映しますが，左房容積と手間はほぼ同等であり，左房容積に関するデータの蓄積の方が多く，日常臨床で用いられる機会はあまりありません．

❸ 左房容積

　左房の全方向への変化を考慮することができます．左房容積の計測には，心尖部の四腔像と二腔像で左房をきれいに描出し，両方をトレースします（**図3B**）．左心耳や肺静脈をトレースに含めないことが重要です．左房容積の計測は，左房前後径より簡便性・再現性は劣りますが，正確に左房の大きさを反映していると

A) 左房前後径 B) 左房容積

傍胸骨左縁長軸像　　心尖部四腔像　　心尖部二腔像

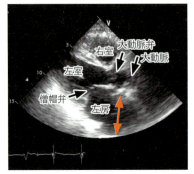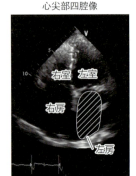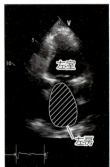

図3 ● 心エコーによる左房の評価方法
⟷が左房前後径を示しており，白色の斜線が左房容積を示している．

考えられます．アメリカ心エコー図学会のガイドラインでは，左房前後径に加えて，左房容積もあわせて計測することを推奨しています[3]．

また，心エコーの計測全般に言えることですが，左房評価・左房計測のうえで重要な点は，測定する時相です．左房の大きさが最大のタイミング，すなわち左室収縮末期で計測を行ってください．

2) 経食道心エコーでの左房の評価

左房と食道は接しており，左房のより詳細な評価のために**経食道心エコー**が用いられることがあります．具体的な適応としては，電気的除細動前やカテーテルアブレーション前の**左房内血栓評価**があげられます．また，AF患者における脳塞栓症の，経食道心エコー上のリスク因子として，①**左心耳内血栓**，②**左房内もやもやエコー像**，③**左心耳血流の低下（20 cm/秒未満）**，④**大動脈プラーク**があげられています[4]（図4）．AF患者における脳塞栓症のリスク層別化に，ルーチンで経食道心エコーを行うことは推奨されていませんが，経食道心エコーを行った際に前述のリスク因子を認めた場合には，積極的な抗凝固療法の適応が考慮されます．

A）左心耳内血栓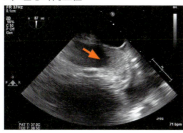

B）左房内もやもやエコー像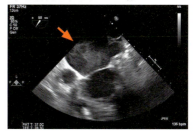

C）左心耳血流低下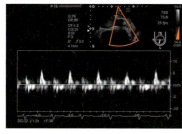

D）大動脈プラーク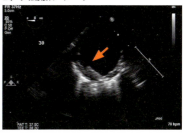

図4 ● 経食道心エコー図所見
A：左心耳内に，血栓を認める（→）．
B：もやもやエコー像（→）．
C：左心耳血流の低下（20cm/秒）を認める．
D：→で示している構造物が，大動脈プラーク．
A〜Dの所見を認めた場合には，脳塞栓症の発症リスクが高いと報告されている．

③ 左房とリズムコントロール・レートコントロール

　先に述べましたが，AFになると，動悸や息切れ，脈の乱れなどの自覚症状が強く出る場合があります．その際には，心拍数を抑える治療（**レートコントロール**），もしくはAFの発作を止め，洞調律を維持する治療（**リズムコントロール**）を行い，症状の改善を試みます．リズムコントロールに関しては，以前は電気的除細動や抗不整脈薬で治療を行っていましたが，近年ではカテーテルアブレーションの技術が進歩しており，積極的に選択されるようになりつつあります．左房の評価は，リズムコントロール・レートコントロール，特にリズムコントロールを選択する際に非常に重要になってきます．

　アブレーションに関する日本循環器学会ガイドラインの記載では，高度な左房

拡大（左房前後径が45 mm以上）の有無で，アブレーションの適応が大きく変わってきます．日常臨床の現場では，左房前後径が45～50 mm以下をアブレーションの適応とすることが多いです．

電気的除細動や薬理学的除細動を考慮する際にも，左房の評価は重要になります．著明な左房拡大がある場合には，電気的除細動の成功率が低いことが報告されています[5]．また，薬理学的除細動に関しても，左房拡大が薬理学的除細動成功率と関連していたとする報告や[6]，AFの再発予防率と関連していた[7]，との報告もあります．カットオフ値に関しては報告によりさまざまですが，こちらも左房前後径で45～50mmとする報告が多いです．

AF患者において，リズムコントロール・レートコントロールの選択や適応の決定のためには，左房の評価は必須と言えます．また，アブレーションや電気的除細動は左房内血栓がある患者では禁忌となりますので，施行する前には経食道心エコーでの左房評価を検討する必要があります．

④ 左房と脳塞栓症

AFになると，心房がいわば痙攣するように小刻みに震えて，規則正しい収縮ができなくなります．このため，心房内の血液がよどみ，主に左房内に血栓ができます．この血栓が心臓からはがれ，脳内の血管に詰まることにより，**脳塞栓症**を引き起こします．

この脳塞栓症に対しては，予防がきわめて重要です．脳塞栓症のリスクを推定するツールであるリスクスコアの詳細は**第３章−1**に記載していますが，血栓のほとんどが生じる場所である左房についてのデータは，実はいずれのリスクスコアにも含まれていません．

では，AF患者において，脳塞栓症のリスクを判断するのに，左房の評価は不要でしょうか？　この問題に関しては，今までは小規模のデータや古いデータしか存在せず，議論が分かれるところでした．伏見AFレジストリに登録されている患者のなかで，心エコーで左房の評価（左房前後径）を行っている約2,700人の患者を前向きに平均３年間観察しました．これは，これまで発表されたなかでも最大規模のデータですが，左房拡大（左房前後径が45 mm以上）はAF患者

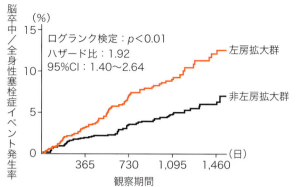
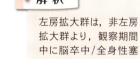

図5 ● 左房拡大有無別の脳卒中／全身性塞栓症の発症率（伏見AFレジストリより）
文献8より引用

において，最も強力な脳塞栓症リスク因子の1つでした（図5）[8]．左房拡大があると，左房内の血流うっ滞をきたし，血栓形成傾向に働くという点や，左房拡大はAFの罹患期間や持続期間などを反映しているという点からは，非常に理にかなった結果だと考えられます．AF患者で，非侵襲的な経胸壁心エコーを用いて左房を評価することは，**脳塞栓症のリスク層別化**の観点からも有効であると考えられます．

また，前述のように経食道心エコーでも，AF患者における脳塞栓症のリスクを層別化することが可能です．電気的除細動やアブレーション前に経食道心エコーを行う際には，左房内もやもやエコー像の有無や左心耳内血流，大動脈プラークも観察するようにしてください．

 ## おわりに

AF患者において，左房を評価することは，リズムコントロール・レートコントロールの選択や，脳塞栓症のリスクの推定において，非常に有効であると考えられます．経胸壁心エコーは簡便かつ無侵襲で使用できますので，AFの患者を診療するにあたっては，必ず一度は左房を評価してください．

文 献

1) Haïssaguerre M, et al：Long-term survival after ablation of the atrioventricular node and implantation of a permanent pacemaker in patients with atrial fibrillation. N Engl J Med, 344：1043-1051, 1998
2) Di Biase L, et al：Does the left atrial appendage morphology correlate with the risk of stroke in patients with atrial fibrillation? Results from a multicenter study. J Am Coll Cardiol, 60：531-538, 2012
3) Lang RM, et al：Recommendations for cardiac chamber quantification by echocardiography in adults: an update from the American Society of Echocardiography and the European Association of Cardiovascular Imaging. J Am Soc Echocardiogr, 28：1-39, 2015
4) Zabalgoitia M, et al：Transesophageal echocardiographic correlates of clinical risk of thromboembolism in nonvalvular atrial fibrillation. Stroke Prevention in Atrial Fibrillation III Investigators. J Am Coll Cardiol, 31：1622-1626, 1998
5) Abu-El-Haija B & Giudici MC：Predictors of long-term maintenance of normal sinus rhythm after successful electrical cardioversion. Clin Cardiol, 37：381-385, 2014
6) Okishige K, et al：Pharmacological conversion of persistent atrial fibrillation into sinus rhythm with oral pilsicainide: pilsicainide suppression trial for persistent atrial fibrillation II. Circ J, 70：657-661, 2006
7) Shiga T, et al：Effect of low-dose amiodarone on atrial fibrillation or flutter in Japanese patients with heart failure. Circ J, 66：600-604, 2002
8) Hamatani Y, et al：Left atrial enlargement is an independent predictor of stroke and systemic embolism in patients with non-valvular atrial fibrillation. Sci Rep, 6：31042, 2016

第2章　全身を評価する

Lesson 9　喫煙，飲酒

長谷川浩二，小見山麻紀

ココが全力ポイント！

① 脳梗塞予防のために禁煙するよう指導を！
② 発作性AFでは，AF発作頻度を減らすため節酒するよう指導を！
③ 慢性AFでは，心不全悪化予防のため節酒するよう指導を！

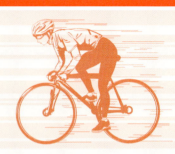

はじめに

「タバコが唯一の楽しみです．今のところ特に悪いところもないので，まだ止めなくてもいいですよね？」「酒は昔から"百薬の長"と言われるくらいなので飲んでもいいですよね？」

さて，皆さんならばこういった患者からの質問に，どのように解答しますか？タバコもアルコールも，循環器疾患とは密接なかかわりがあります．

1　喫煙

喫煙は疾患の原因のなかで防ぐことのできる最大のものであり，禁煙は今日最も確実に疾病を減らすことができる方法であるといわれています．

喫煙は心臓の興奮性を高め，AFを誘発する直接の原因となるだけでなく，脳梗塞や心筋梗塞の強い危険因子で，また，心不全・高血圧などを悪化させることが知られています．タバコの煙には200種類以上の有害物質が含まれており，主

103

にニコチンと一酸化炭素が心血管疾患に影響を及ぼします．**ニコチン**は交感神経系を刺激し血圧を上げ，脈拍を増やします[1]．また，**一酸化炭素**の増加により血中の酸素が不足し，心臓に負担がかかります．さらに，タバコに含まれる**活性酸素**が，血管の内皮細胞を傷害し，血管を収縮させ，動脈硬化や血栓形成をもたらすため，脳梗塞や心筋梗塞が引き起こされます．

喫煙がAF発症に関与している可能性はありますが，現在のところ，疫学的に喫煙とAF発症の有意な関連性を示す報告は見当たりません．伏見AFレジストリにおいては，喫煙歴不明の31％を除外すれば，現在喫煙者はAF患者の13％，過去喫煙者は35％，非喫煙者は52％でした．全国平均で現在喫煙者が20％であることを考えると，AF患者における喫煙者は，むしろやや少なめです．しかし，AF患者の主な合併症は脳梗塞で，その予防が主な管理目標となっています．喫煙は強力な**脳梗塞**の誘発因子であることから，AF患者における禁煙は脳梗塞予防において重要な意義があると考えられます．専門外来での禁煙治療の有効性はすでに確認されており，自力での禁煙に比べて禁煙成功率が3〜4倍高まることが示されています[2]．AFの喫煙者にはぜひ禁煙治療を勧めましょう．

2 飲酒

世界保健機関（WHO）によると，**飲酒**は60以上もの病気の原因になるとされており，常習的な大量飲酒が病気の発症と関連するのは明らかです．では，"適量飲酒"であればどうでしょうか？

1）アルコール消費量と疾患リスク

アルコール消費量と疾患リスクの関連については複雑で，疾患の種類によって異なります．例えば，2型糖尿病・虚血性心疾患・脳梗塞などの疾患においては，全く飲酒をしないよりも少量の飲酒をする方がリスクは下がるといわれています．しかしながら，飲酒量が適切な量を超えれば非飲酒よりもリスクは上がり，その後飲酒量が増えれば増えるほどリスクは上がり続けます[3]．この飲酒量と疾患リスクのグラフは，飲酒量にしたがって疾患リスクがいったん下がって，その後上昇するというカーブの形から，**J字型曲線（Jカーブ）**とよばれます（図1A）．わが国における40〜79歳の男女約11万人を約10年程度追跡したコホート研究[4]

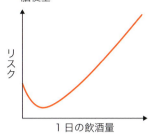
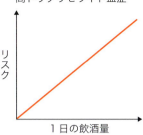

図1 ● アルコール消費量と疾患リスク

においても，がん・心血管疾患および総死亡において，飲酒量との関係にJカーブがみられました．

　では，**適度な飲酒量**とはどの程度の飲酒量なのでしょうか？飲酒量と総死亡の関係を示した国内外の研究結果から，「健康日本21（厚生労働省）」では，節度ある適度な飲酒量は純アルコールで1日平均20g程度とされています．純アルコール20gとは，ビール大瓶1本または日本酒1合未満程度の量に相当します．ただし，高齢者や女性ではこれより少ない量が望ましいと推定されています．

　一方で，脳出血・高血圧・高トリグリセライド血症などのリスクは，飲酒量に従って直線的に増加するとされています（図1B）．アルコールはアルコール分解酵素によりアルデヒドとなり，アルデヒドには末梢血管拡張物質を遊離する作用があるため，お酒を飲むと顔面が紅潮し，一時的に血圧が下がり，脈拍が増えます．しかし，翌日には血管が収縮し，血圧が上がるとされています．また，飲酒を長期的に続けると，飲酒量の多さに比例して血圧が上がり，高血圧症を引き起こします[5]．長期的な飲酒で血圧が上がる理由として，飲酒後しばらくしてからの血管収縮反応，交感神経系の活性化などが考えられています．さらに，アルコールとともに食べる塩辛いつまみによる塩分摂取過剰や，アルコールによるカロリー摂取で体重が増えることなども原因として考えられています．

2）飲酒とAF

　飲酒はAFの誘発因子とされています．アルコールの分解により生成されるアルデヒドが，心臓のイオンチャネルに作用することが主な原因と考えられており，

飲酒をした翌日に発作が生じることがあります．伏見AFレジストリにおいては，飲酒歴不明の35％を除外すれば，毎日飲酒はAF患者の28％，機会飲酒は18％，飲まないは54％でした．アルコール摂取とAF発症リスクとの関連について，30〜80歳の日本人8,602人を対象に約6.4年間追跡した前向きコホート研究[6]では，1日3合以上の多量飲酒者ではAF発症リスクが3倍になると報告されています．

 ## おわりに

　まずタバコについてですが，AFによって起こる脳梗塞は心臓内の血栓が脳の血管に詰まるという塞栓症が原因で，喫煙によって起こる脳梗塞は動脈硬化が主な原因で，心原性脳塞栓症とは機序が異なります．しかし，喫煙によって脳梗塞頻度は明らかに増え，他のさまざまな疾患リスクも増えますので，AFの喫煙患者にはぜひ，完全禁煙を勧めましょう．

　飲酒は適量（純アルコールで20g/日程度）であればよいとされる疾患もありますが，少量の飲酒から直線的にリスクが上がる疾病もあります．飲酒はAFの誘発因子で，長期の飲酒は血圧上昇につながります．またAFが長期に続いている方は，心臓弁の逆流などにより，うっ血性心不全をきたしやすくなっており，飲酒による血圧上昇・塩分過剰摂取は心不全にとってはよくありません．適量ならよいのか，禁酒すべきかについては，まだ一定の見解がありません．いずれにしても，発作性AF患者においてはAF発作頻度抑制のため，慢性AF患者においては心不全進展予防のため，適量を超えた飲酒は控えるように勧めましょう．

文献

1) Groppelli A, et al：Blood pressure and heart rate response to repeated smoking before and after beta-blockade and selective alpha 1 inhibition. J Hypertens Suppl, 8：S35-S40, 1990
2) Kasza KA, et al：Effectiveness of stop-smoking medications: findings from the International Tobacco Control (ITC) Four Country Survey. Addiction, 108：193-202, 2013
3) Higuchi S, et al：Japan: alcohol today. Addiction, 102：1849-1862, 2007
4) Lin Y, et al：Alcohol consumption and mortality among middle-aged and elderly Japanese men and women. Ann Epidemiol, 15：590-597, 2005
5) Criqui MH, et al：Dietary alcohol, calcium, and potassium. Independent and combined effects on blood pressure. Circulation, 80：609-614, 1989
6) Sano F, et al：Heavy alcohol consumption and risk of atrial fibrillation. The Circulatory Risk in Communities Study (CIRCS). Circ J, 78：955-961, 2014

第3章　脳塞栓症を防ぐ

Lesson 1 リスクスコア

濱谷康弘

ココが全力ポイント！

① AF患者では脳を守ろう！
② 脳塞栓症のリスクスコアを必ず計算する！
③ 出血のリスクも忘れずに考える！

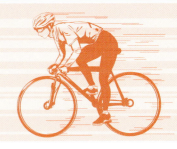

 はじめに

　AF患者では，AFがない人に比べて，脳塞栓症の発生が5倍に増加するといわれています．また，一度AFから脳塞栓症を発生すると，重大な後遺症が残るといわれており，AF患者の診療においては，脳塞栓症の予防がきわめて重要な位置を占めます．

　抗凝固薬の内服により脳塞栓症を予防することができますが，一方で少なからず出血のリスクは上昇します．患者ごとに脳塞栓症のリスクや出血のリスクは異なり，そのリスクを推定することはきわめて重要であるといえます．近年，脳塞栓症や出血のリスクを推定するさまざまなリスクスコアが開発され，日常臨床でも広く用いられています．本稿では，AFにおける，さまざまな「**リスクスコア**」について概説します．

1 脳塞栓症のリスクスコア

　AF患者の診療において抗凝固薬の使用を検討するにあたり，**脳塞栓症**のリスクを推定することはたいへん重要です．AF患者における脳塞栓症のリスクスコ

表1 ● AF患者における脳塞栓症のリスクスコア

A) $CHADS_2$スコア

リスクファクター	点数
C：うっ血性心不全	1
H：高血圧	1
A：75歳以上	1
D：糖尿病	1
S：脳卒中・TIA既往	2
	合計6点

スコア別リスクについては後述の図1, 2を参照

B) CHA_2DS_2-VAScスコア

リスクファクター	点数
C：うっ血性心不全/左室機能不全	1
H：高血圧	1
A：75歳以上	2
D：糖尿病	1
S：脳卒中・TIA既往	2
V：心筋梗塞，末梢動脈疾患，大動脈プラーク	1
A：65歳〜74歳	1
Sc：女性	1
	合計9点

アは多数報告されていますが，なかでも有名で，世界的に使用されているスコアが**$CHADS_2$スコア**[1]と**CHA_2DS_2-VAScスコア**[2]です（**表1**）．

1) $CHADS_2$スコア

$CHADS_2$スコアは，脳塞栓症のリスクと考えられる背景因子の頭文字をとったものです．それぞれCongestive heart failure（うっ血性心不全），Hypertension（高血圧），Age（75歳以上），Diabetes mellitus（糖尿病），Stroke・TIA（脳卒中・TIA既往）の5つで，脳卒中既往は特に脳塞栓症のリスクが高く2点がつけられており，他はそれぞれ1点の合計6点で計算されます（**表1A**）．

この$CHADS_2$スコアですが，非常に簡便で使いやすいことが利点です．また，**図1**に示す通り，$CHADS_2$スコアの2倍が，およその年間脳卒中/全身性塞栓症発生率となっており，患者にもわかりやすい数字として提供できます．後述の**2)**に示す通り，海外のガイドラインではAF患者における脳塞栓症のリスク層別化に，CHA_2DS_2-VAScスコアの使用が推奨されている一方，日本循環器学会のAF治療（薬物）ガイドライン（2013年改訂版）では，依然として$CHADS_2$スコアがリスク層別化に使用されています．このなかでは，$CHADS_2$スコアが2点以上で抗凝固薬〔ワーファリン，直接作用型経口抗凝固薬（DOAC）の双方〕を推奨，$CHADS_2$スコアが1点でDOACの一部が推奨となっています．

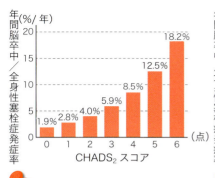

解釈

CHADS₂スコアの2倍が，およその年間脳卒中/全身性塞栓症発症率となっており，非常にわかりやすいスコアです．

図1 ● CHADS₂スコアと年間イベント発生率
文献1を参考に作成

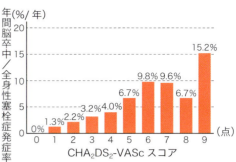

解釈

高リスク群ではややいびつな形となっていますが，低リスク群での詳細な層別化が可能であることがわかります．

図2 ● CHA₂DS₂-VAScスコアと年間イベント発生率
文献3を参考に作成

2) CHA₂DS₂-VAScスコア

　前述のCHADS₂スコアですが，簡便で使用しやすい反面，CHADS₂スコアが0～1点と脳塞栓症の低リスクに分類される人のなかでも，実際に脳塞栓症を発症する患者がいます．さらに近年ではワーファリンと同等以上の効果と安全性が証明されているDOACが使用可能となっており，より詳細に**低リスク患者の層別化**が必要とされるようになりました．そこで登場したのが，CHA₂DS₂-VAScスコアです．

　CHA₂DS₂-VAScスコアでは，表1Bに示す通り，「H」，「D」，「S2」はCHADS₂スコアと同様です．「C」には，うっ血性心不全に加えて，左室収縮不全（左室駆出率＜40％）が加えられています．「A」に関しては75歳以上が2点，65～74歳が1点となっています．他にVascular disease（心筋梗塞既往，末梢動脈疾患，大動脈プラーク），Sex category（女性）が加えられ，合計9点で計算されます．

CHA$_2$DS$_2$-VAScスコアごとの年間脳卒中/全身性塞栓症の発生率を図2に示しています[3]．図からもわかる通り，このCHA$_2$DS$_2$-VAScスコアの利点としては，低リスク患者の層別化に有効とされているところです．アメリカ心臓病学会のガイドライン[4]，ヨーロッパ心臓病学会のガイドライン[5]では，AF患者における脳塞栓症のリスク層別化にはCHA$_2$DS$_2$-VAScスコアを用いることを推奨しています．2014年に発表されたアメリカ心臓病学会のガイドラインでは，CHA$_2$DS$_2$-VAScスコアが2点以上で抗凝固薬を推奨，1点で抗凝固薬を考慮となっています．一方，本稿執筆中の2016年に発表されたヨーロッパ心臓病学会のガイドラインでは，CHA$_2$DS$_2$-VAScスコアが，男性2点/女性3点以上で抗凝固薬を推奨，男性1点/女性2点以上で抗凝固薬を考慮すべき，とされています（図3）．つまり事実上「Sex category：性別」の項目が削除されました．伏見AFレジストリにおいても，女性は脳塞栓発症とは全く関連していませんでした（コラム3参照）．性別を脳塞栓のリスクスコアに含めるのかについては，今後の動向が待たれます．

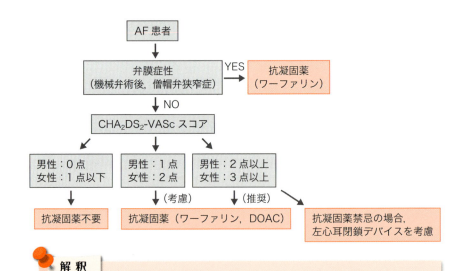

解釈

やや煩雑ですが，Sex categoryを除いた「CHA$_2$DS$_2$-VA」が2点以上であれば抗凝固薬を推奨，1点であれば考慮すべき，と理解するとわかりやすいです．

図3 ● 2016ESCガイドライン
文献5を参考に作成

3）日本人における脳塞栓症リスクスコア

　CHADS$_2$スコアやCHA$_2$DS$_2$-VAScスコアは，いずれも海外のデータに基づいており，日本人のデータは含まれていません．また，CHADS$_2$スコアは，1990年代に行われた，2つのAF患者における脳塞栓症のリスクスコアに関する研究（いずれも2,000〜3,000人単位の規模です）に基づいて算出されています．CHA$_2$DS$_2$-VAScスコアに関しても，1990〜2000年代に行われた複数のリスクスコアに関する研究に基づき作成され，2000年代前半のヨーロッパの患者コホートで有効性を確認されたスコアであり，比較的古い時代（言い過ぎかもしれませんが…）のスコアといえます．

　わが国の代表的なAFレジストリ研究（J-RHYTHMレジストリ，心研データベース，伏見AFレジストリ）の統合解析データによると，年齢・脳卒中既往・高血圧の3つが脳塞栓症のリスクファクターである，と報告されています[6]．日本人を対象とした，最新のデータを用いた脳塞栓症リスクスコアについての大規模な研究が進行中であり，結果が待たれるところです．

4）実臨床での観点から

　前述のCHADS$_2$スコア，CHA$_2$DS$_2$-VAScスコア以外にも，慢性腎障害をリスクに含んだリスクスコアも報告されています．他に，左室肥大や左房拡大，NT-pro BNP高値やD-dimer高値など，さまざまなエコー指標やバイオマーカーが有効である，との報告も多数あります．また，高血圧や糖尿病に対する新規の薬剤が続々と登場し，昔に比べて血圧や血糖を管理しやすくなった現在において，CHADS$_2$スコアやCHA$_2$DS$_2$-VAScスコアがAF患者の脳塞栓リスク層別化に有効であり続けるのか？ということに関しては，今後の研究が待たれます．ただし，2016年10月時点では，わが国のガイドラインではCHADS$_2$スコアが，アメリカやヨーロッパのガイドラインではCHA$_2$DS$_2$-VAScスコアが，AF患者における脳塞栓のリスクスコアとして推奨されており，これらのリスクスコアに基づいた診療を行うのがスタンダードであると考えます．

2 出血のリスクスコア

AF患者に対して抗凝固薬の適応を考慮する際に，脳塞栓症のリスクに加えて，もう1つ考えなければいけないことがあります．それが出血のリスクについてです．出血についても複数のリスクスコアが存在します（表2）．

1) HAS-BLEDスコア

HAS-BLEDスコア[7]ですが，CHADS$_2$スコア等と同様に，出血のリスクと考えられる背景因子の頭文字をとったものです．それぞれHypertension（高血

表2 ● 出血に関する，主要なリスクスコア

	①HAS-BLEDスコア	②ATRIAスコア	③ORBIT-AFスコア
高血圧	収縮期血圧≧160mmHg	高血圧既往	—
腎機能障害	Cre > 1.77mg/dL	eGFR ≦ 30 mL/分	eGFR < 60 mg/dL/1.73m^2
肝機能障害	慢性肝疾患 肝臓検査値異常	—	—
脳卒中	脳卒中既往	—	—
出血	出血既往，出血傾向	出血既往	出血既往
INRコントロール不良	TTR ≦ 60%	—	—
高齢	65歳以上	75歳以上	75歳以上
薬剤併用	抗血小板薬，NSAIDs	—	抗血小板薬
アルコール多飲	1週間にアルコール96g （約日本酒5合）	—	—
貧血	—	男性：13 g/dL以下 女性：12 g/dL以下	男性：13 g/dL以下 女性：12 g/dL以下
総項目	9項目	5項目	5項目
点数	それぞれ1点	貧血，腎障害：3点 年齢：2点，他：1点	貧血，出血既往：2点 他：1点
合計点数	9点	10点	7点

Cre：クレアチニン，eGFR：推定糸球体濾過量，TTR：time in therapeutic range

解釈

年齢，出血既往，腎障害はいずれのリスクスコアにも含まれています．貧血，高血圧，抗血小板薬併用に関しても複数のリスクスコアに含まれます．

圧），Abnormal renal and liver function（肝腎機能障害），Stroke（脳卒中既往），Bleeding（出血既往・出血傾向），Labile INR（PT-INRがコントロール不良），Elderly（高齢者，65歳以上），Drugs or alcohol concomitantly（薬剤併用やアルコール多飲），の合計9点で計算されます（**表2①**）．

　HAS-BLEDスコアは，日本循環器学会，アメリカ心臓病学会のガイドライン上で，出血のリスクスコアとして採用されています．HAS-BLEDスコアが3点以上で出血のリスクが顕著に増加することが示されており，各国のガイドラインでも3点以上を出血のハイリスクとして定義しています．

　このHAS-BLEDスコアですが，「肝機能障害」や「アルコール常習者」という定義がわかりづらく，ワーファリン内服患者のリスクである「INRコントロール不良」という項目が入っていることなどから，DOACが使用可能となった現在の日常臨床では使用しにくい印象があり，2016年に発表されたヨーロッパ心臓病学会のガイドラインからは姿を消しました．ただし，出血リスクを軽減するためには，血圧をコントロールする必要があることや，抗血小板薬/NSAIDsなどの併用薬に気を配る必要があること，アルコールの節制などが重要であることを気づかせてくれるリスクスコアです．

2）ATRIAスコア，ORBITスコア，ABCスコア

　HAS-BLEDスコア以外にも，いくつか出血リスクスコアが報告されており，中でも有名なものが**ATRIAスコア**（**表2②**）[8]，**ORBIT-AFスコア**（**表2③**）[9]，**ABCスコア**[10]です．

　ATRIAスコアは貧血，重度の腎障害，75歳以上，出血既往，高血圧の5つの項目からなるものです．（このスコアは各項目の頭文字をとったものではありません）．ORBIT-AFスコアは，Older（75歳以上），Reduced hemoglobin（貧血），Bleeding（出血既往），Insufficient kidney function（腎障害），Treatment with antiplatelet therapy（抗血小板薬併用）の5つの項目からなります．**表2**にも示す通り，このATRIAスコアとORBIT-AFスコアはかなり項目が重複しています．

　また，ABCスコアは，年齢，出血既往，採血項目（トロポニン値，Hgb値，GDF-15というバイオマーカー）により出血リスクを推定するものです．

3) 出血リスクスコアに関する最新の動向

　出血リスクスコアに関しては，前述通り多数の報告が存在します．2016年に発表されたヨーロッパ心臓病学会のガイドラインでは，特定の出血リスクスコアの使用は推奨しておらず，修飾可能な出血リスク因子（高血圧，併用薬，アルコール摂取）をコントロールし，きちんと抗凝固療法を行いましょう，と記載されています．とはいえ，特定の出血リスクスコアがあれば望ましいと考えるのは筆者だけではないはずであり，出血リスクスコアに関しても今後の動向が待たれます．

おわりに

　AF患者の診療にあたっては，脳塞栓症のリスクを考慮し，抗凝固薬の適応を検討する際には，出血のリスクもあわせて考えることが重要です．そして，もちろん最終的には患者とよく話し合い，抗凝固薬の適応を決める必要があります．

文献

1) Gage BF, et al：Validation of clinical classification schemes for predicting stroke: results from the National Registry of Atrial Fibrillation. JAMA, 285：2864-2870, 2001
2) Lip GY, et al：Refining clinical risk stratification for predicting stroke and thromboembolism in atrial fibrillation using a novel risk factor-based approach: the euro heart survey on atrial fibrillation. Chest, 137：263-272, 2010
3) Lip GY, et al：Identifying patients at high risk for stroke despite anticoagulation: a comparison of contemporary stroke risk stratification schemes in an anticoagulated atrial fibrillation cohort. Stroke, 41：2731-2738, 2010
4) January C.T, et al：2014 AHA/ACC/HRS guideline for the management of Patients with atrial fibrillation：a report of the American College of Cardiology/American Heart Association Task Force on practice guidelines and the Heart Rhythm Society. Circulation. 130：e199-267, 2014
5) Kirchhof P, et al：2016 ESC Guidelines for the management of atrial fibrillation developed in collaboration with EACTS. Eur Heart J. 37：2893-2962, 2016
6) Suzuki S, et al：Incidence of ischemic stroke in Japanese patients with atrial fibrillation not receiving anticoagulation therapy-pooled analysis of the Shinken Database, J-RHYTHM Registry, and Fushimi AF Registry. Circ J, 79：432-438, 2015
7) Pisters R, et al：A novel user-friendly score（HAS-BLED）to assess 1-year risk of major bleeding in patients with atrial fibrillation: the Euro Heart Survey. Chest, 138：1093-1100, 2010
8) Fang MC, et al：A new risk scheme to predict warfarin-associated hemorrhage: The ATRIA（Anticoagulation and Risk Factors in Atrial Fibrillation）Study. J Am Coll Cardiol, 58：395-401, 2011

9) O'Brien, E.C, et al：The ORBIT bleeding score：a simple bedside score to assess bleeding risk in atrial fibrillation. Eur Heart J, 36：3258-3264, 2015
10) Hijazi Z, et al：The novel biomarker-based ABC (age, biomarkers, clinical history)-bleeding risk score for patients with atrial fibrillation: a derivation and validation study. Lancet, 387：2302-2311, 2016

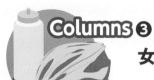

Columns ❸ 女性であることはハイリスクか？

小川 尚

1) 欧米のデータからみる"女性"のリスク

AF患者の血栓塞栓症のリスク評価としてCHA_2DS_2-VAScスコアが2010年に提唱され，そのなかで女性であることがリスク因子の1つとなっています．2012年のESCガイドラインからもCHA_2DS_2-VAScスコアを用いて血栓塞栓症リスクを評価することが推奨されるようになりましたが，女性を1点とカウントすることに抵抗を感じることも多いと思います．CHA_2DS_2-VAScスコアは主に欧米のデータからつくられていますが，欧米のデータでも血栓塞栓症の発症は女性が多いという報告と，性差がないという報告があり，議論が分かれるところです．確かに欧米の数万から数十万人規模の国単位のコホートですと，女性は男性より血栓塞栓症の発症は統計学的有意に高いというデータが主流で，年齢75歳以上など他の血栓塞栓症の危険因子をあわせてはじめて，男女差が出るとされています．2016年のESCのガイドラインからはCHA_2DS_2-VAScスコアで男性1点，女性2点から抗凝固療法を検討するよう推奨されており，抗凝固療法の適応の判断に性差を考慮しなくてよいと考えられています（**第3章-1 図3参照**）．

2) 日本のデータからみる"女性"のリスク

日本人では富山大学の井上博教授がJ-RHYTHMレジストリのデータを用いて解析を行いましたが，血栓塞栓症で男女差は認められませんでした[1]．伏見AFレジストリのデータからも，女性は男性と比べ血栓塞栓症の発症に有意差はありませんでした．さらに，心臓血管研究所の鈴木信也先生は前述のJ-RHYTHMレジストリ，心研データベースそして伏見AFレジストリのデータを合同で解析しました．抗凝固療法を行っていないAF患者3,588例について血栓塞栓症のリスク因子を解析しましたが，女性のハザード比は1.07（95% CI：0.65～1.76）と女性は独立した危険因子とはいえませんでした[2]．もっと多くの日本人データで解析を行うとどうなるかはわかりませんが，現段階では日本人AF患者で，女性は血栓塞栓症の高リスクとはいえないようです．

AF患者の血栓塞栓症発症リスクを予想する場合には，女性はわずかながら関与しますが，抗凝固療法適否の判断には性差を考慮するインパクトはないというのが現在の主流な解釈ではないでしょうか．

文献

1) Inoue H, et al：Impact of gender on the prognosis of patients with nonvalvular atrial fibrillation. Am J Cardiol, 113：957-962, 2014
2) Suzuki S, et al：Incidence of ischemic stroke in Japanese patients with atrial fibrillation not receiving anticoagulation therapy-pooled analysis of the Shinken Database, J-RHYTHM Registry, and Fushimi AF Registry. Circ J, 79：432-438, 2015

第3章 脳塞栓症を防ぐ

Lesson 2 ワーファリン

山下侑吾, 赤尾昌治

ココが全力ポイント！

① ワーファリンは，ビタミンK阻害を介して凝固因子の合成を阻害！
② 人工弁置換後はワーファリンの独壇場！
③ 導入直後はむしろ過凝固に傾く！
④ 相互作用のある併用薬剤や食事に注意！
⑤ 治療の質が大切！ こまめに調整！ Under-doseとならないように注意！

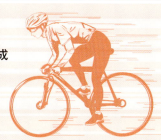

はじめに

　経口抗凝固薬としては，長らく**ワーファリン**（一般名：ワルファリン）が唯一の薬剤でした．近年，新しい経口抗凝固薬（**DOAC**）が次々と登場し，日常臨床でも広く普及し，ワーファリンの使用頻度は以前より減少しました．しかしワーファリンは，薬物の相互作用の配慮，食事制限，頻回の採血による抗凝固活性のモニタリングなど，煩雑な一面がありますが，臨床医によって長年培われた使用経験を背景に，現在でも多くの場面でその実力を発揮し，日常診療に欠かせない薬剤であり続けています．本稿では，「ワーファリン」について概説します．

1 作用機序

　血液の凝固因子のなかで，第Ⅱ因子（プロトロンビン），第Ⅶ因子，第Ⅸ因子，

第X因子の合成は，肝臓で行われており，その合成にはビタミンKが関与しています．ビタミンK拮抗薬（vitamin K antagonist：VKA）は，この**ビタミンK**と競合阻害することにより，こられの凝固因子の合成を阻害しますが，日本ではVKAの一つであるワーファリンが用いられています（図1）．そのなかでも，ワーファリンの抗凝固作用は，第Ⅱ因子（プロトロンビン）の活性の低下によるところが大きいと考えられています．ワーファリン投与中の患者の血液検査で，PIVKA値が高値となるのは，正常なプロトロンビンの合成が抑制され，異常なプロトロンビン（PIVKA）が生成されている結果でもあります．ちなみに，DOACに関しては，プラザキサ®は第Ⅱa因子（トロンビン）を，イグザレルト®，リクシ

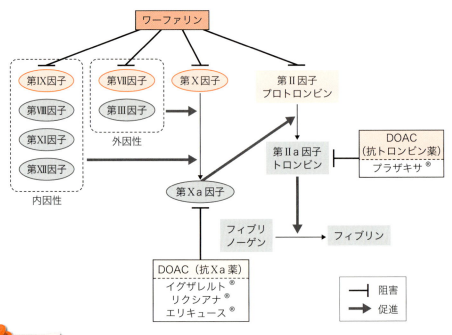

解釈

ワーファリンはビタミンKと競合阻害することにより，第Ⅱ因子（プロトロンビン），第Ⅶ因子，第Ⅸ因子，第X因子の合成を阻害して，抗凝固作用を発揮します．

図1 ● ワーファリンの作用機序

アナ®，エリキュース®は第Ⅹa因子を阻害することにより抗凝固作用を発揮します（図1）．

ワーファリンは，前述の作用機序の通り，その効果は血液中の**凝固因子の合成の阻害に依存**するため，内服してから発現までに3～4日かかり，また，内服を中止してから4～5日効果が継続します．これらは，DOACと大きく異なる性質です．

2 適応疾患，禁忌

ワーファリンの適応は，**血栓塞栓症**（静脈血栓症，心筋梗塞症，肺塞栓症，脳塞栓症，緩徐に進行する脳血栓症等）の治療および予防です．実際には，AFによる脳卒中予防，静脈血栓塞栓症の治療と再発予防，人工弁置換術後等に対して用いられることが一般的です．特に，弁膜症性のAFや人工弁置換術後では，DOACの有効性が示されておらず，現在でもワーファリンが第一選択となります（第3章-3参照）．

一方で，出血傾向，重篤な肝障害・腎障害，大手術や外傷後，妊娠中の患者は，原則投与禁忌となっています．

3 用法・用量

ワーファリンは，効能に個人差が大きく，薬物の相互作用，食事の影響を受けやすいため，モニタリングしたうえで適切に用量調整をする必要があります．薬効のモニタリングには**プロトロンビン時間**（Prothrombin time：**PT**）の国際標準比（PT-international normalized ratio：**PT-INR**）を用います．欧米では，さまざまな臨床試験で異なる目標PT INRが検討され，2.0未満では脳梗塞が多く，3.0以上では重篤な出血が多いという結果をもとに，目標とするPT-INRを年齢問わずに2.0～3.0に設定しています．わが国では，高齢者における出血リスクの高さを考慮し，70歳未満では2.0～3.0，70歳以上では1.6～2.6を目標PT-INRとしており，年齢により異なる目標値が設定されています．

前述の通り，ワーファリンは効能には個人差が大きいのですが，その効能は**遺伝子型**によってある程度推測することが可能とされています．そこで，遺伝子型

に基づいてワーファリンの投与量を調整する方法が検討されています．これまでに，遺伝子型の情報を用いて調整を行ったところ，より適切にワーファリンの投与量を調整することが可能であり，有用であったという報告がなされました[1]．しかしながら，一方で有用でないとする報告[2]もあり，その評価は定まっていません．日常臨床では遺伝子型の検査は一般的でなく，用量を決めるアルゴリズムが複雑であるため，遺伝子型の情報を用いた調整は，日常臨床では普及していません．やはり現時点では，頻回の採血によってPT-INRを確認し，慎重に用量の調節をすることが必要な時代が続くと思われます．

4 導入方法

ワーファリンの治療を開始すると凝固因子の活性が低下しますが，治療早期には，プロテインC等の**凝固阻止因子**の活性も低下します．**表1**にそれぞれの生体内での半減期を示します．プロテインCの血中半減期は，第Ⅱ因子（プロトロンビン），第Ⅸ因子，第Ⅹ因子より短いため，治療早期には，より活性が低下します．そのために，ワーファリンの投与時の早期には，一時的に**過凝固状態**に傾くことが知られています．特に，先天的にプロテインC活性が低下しているプロテインC欠乏症の患者では，ワーファリン投与に伴い急激に過凝固状態を惹起し，血栓塞栓症を誘発する危険性があり，注意が必要です．

ワーファリンの導入方法として，急速な凝固因子の阻害を目的に，初期に高用量を投与する方法もあります．しかし，前述のような一時的な過凝固状態をできるだけ避けるために，近年は，低用量から開始し，1〜2週ごとに増量しながら

表1 ● 凝固因子・凝固阻止因子の生体内での半減期

	因子	生体内での半減期
凝固因子	第Ⅱ因子（プロトロンビン）	48〜120時間
	第Ⅶ因子	2〜7時間
	第Ⅸ因子	18〜24時間
	第Ⅹ因子	24〜48時間
凝固阻止因子	プロテインC	6〜8時間
	プロテインS	48〜72時間

維持量を決めることが推奨されています．また，特に血栓症リスクの高い患者では，**ヘパリン**による抗凝固療法を併用してワーファリン導入が行われることもあります．

5 注意を要する併用薬剤や食事

ワーファリンは，多くの薬剤や食事と併用によって，作用が増強したり減弱したりする**相互作用**があることが知られています．相互作用のある薬剤は非常に多岐にわたります．特に，日常臨床でもよく使用される抗菌薬（ビタミンKの吸収を低下させるもの）や非ステロイド性鎮痛薬（NSAIDs）等は，ワーファリン作用を増強させることが知られていますので，注意が必要です．また，納豆・クロレラなどのビタミンKの多い食品をとると，ワーファリンの効果は減弱します．逆にアルコールの摂取は効果を増強するとされています．

ワーファリンの効果を著明に増加させる薬剤として，抗真菌薬（ミコナゾールなど）があげられます．これらの抗真菌薬は，代謝が強力に阻害されるため，致死的にワルファリンの効果が増大する可能性があり，特に注意が必要です．

また，AFは，さまざまな併存疾患をもつ高齢者にも多い疾患のため，知らず知らずのうちに相互作用のある薬剤が投与されているケースがあります．ですから他の医療機関より処方される薬剤等も把握しておく必要があります．

6 観血的処置に伴うワーファリンの休薬

AFの患者は，併存疾患を有することも多く，循環器疾患以外の疾病のために，手術などの観血的処置を行う場合があります．その際に，ワーファリンを休薬する必要性が生じる場合があります．前述の通り，ワーファリンの効果は血液中の凝固因子の合成の阻害に依存し，効果発現までに時間がかかり，また内服を中止してからもしばらくは効果が継続するために，比較的長い期間ワーファリンを休薬する必要性があります．その際に，抗凝固療法の中断する期間をできるだけ短くするために，ヘパリンによる「橋渡し」，いわゆる**ヘパリンブリッジ（ヘパリン置換）**が行われることがあります．

しかしながら，長らくヘパリンブリッジの有用性は確立していませんでした．

近年，AF患者においてワーファリンを投与中の患者にヘパリンブリッジを行うべきかどうか，その有用性を検討したランダム化比較試験の結果が報告されました[3]．それによると，ヘパリンブリッジによる有用性が予想より低く，逆に出血のリスクを増大させる可能性があることが示唆されました．現在，ヘパリンブリッジの意義に関しては論議をよんでおり，今後，観血的処置時のワーファリンによる抗凝固薬の管理も変化していくことが考えられます（第6章-1参照）．

7 副作用

抗凝固薬で注意すべき副作用は**出血**です．近年の臨床試験における，ワーファリン使用患者の**大出血**（輸血や入院を要するような出血）の頻度は，年率で3.09〜3.60％でした．特に，ワーファリン開始後1カ月以内での大出血が多いことが報告されており，新たにワーファリンを開始した患者では，出血徴候がないかどうかや，採血上PT-INRに問題はないか等，特に注意する必要があります．

ワーファリン使用患者が出血した際に，薬剤の中止のみでは出血のコントロールが困難と判断された場合には，ビタミンK製剤の投与が行われることがあります．さらに，早急にワーファリンの効果を調整する必要がある場合には，血液凝固因子製剤の投与などが行われることもあります．

8 ワーファリン治療の質

ワーファリンによる脳卒中予防効果は明らかですが，その治療の質によって効果が異なることも明らかになっています．過去の臨床試験を見ても，患者のPT-INRが目標値に入っている研究では，ワーファリンによる脳卒中予防効果が高く，一方でPT-INRが目標値からはずれている頻度が多い研究では，予防効果が減弱していることが知られています．十分な脳卒中予防効果を得るために，**ワーファリン治療の質**は重要と考えられます．

近年は，ワーファリンの治療の質の評価に，**TTR**（time in therapeutic range）という指標が頻用されています．これは，ワーファリンの投与期間中に目標とするPT-INR値がどの位の期間達成されているか，その時間的割合を示したものです．このTTRを用いて，ワーファリン治療の質と脳卒中イベントの関連を検

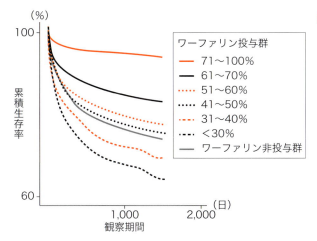
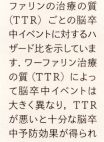

図2 ● ワーファリン治療の質（TTR）と脳卒中イベント
文献4を参考に作成

解釈

ワーファリン非投与群を対照として，ワーファリンの治療の質（TTR）ごとの脳卒中イベントに対するハザード比を示しています．ワーファリン治療の質（TTR）によって脳卒中イベントは大きく異なり，TTRが悪いと十分な脳卒中予防効果が得られていない可能性が示唆されます．

討した興味深い観察研究の結果が報告されています[4]．同報告によると，$CHADS_2$スコアが2点以上の患者において，ワーファリンで治療されていなかった患者と比較して有意に脳卒中イベントが少なかったのは，ワーファリン治療患者のなかで，TTRが71％以上の患者のみでした．さらには，TTRが40％以下の患者では，ワーファリンで治療されていなかった患者と比較して，脳卒中イベントが逆に多い傾向が認められました（**図2**）．ワーファリンは，投与するならきちんとTTRを高く保つ努力をする，それをしないなら投与しない方がマシ，ということになります．

伏見AFレジストリにおいて，出血を警戒してワーファリンを低用量で投与されていたために（ワーファリンの**under-dose**），その本来の効果を発揮できておらず，脳卒中の予防が不十分である現状を報告しました（**序章**参照）．ワーファリン治療を行う際には，脳卒中の予防の観点からunder-doseとならないように注意することが重要です．

おわりに

ワーファリンは，DOACの登場により，その使用機会は減少していますが，こ

れからも臨床現場で診療に欠かせない薬剤であることに変わりはありません．出血の副作用に注意を払うことは重要ですが，それを怖れるあまり目標PT-INRを低く設定し，ワーファリンのunder-doseとなることは，脳卒中予防の点からは好ましくありません．使用する際にはunder-doseとならないようにすることが大切であることを，最後に改めて強調したいと思います．

> **memo**
>
> 　ワーファリンは，50年も前から使われているそうです．この日進月歩の医療の世界で，半世紀にわたって第一線で活躍してきた薬，という意味ではスゴイことだと敬意を表したいと思います．
>
> 　ワーファリンは，スイートクローバー病という牛の奇病がきっかけで発見されました．1920年代カナダで，牧場の牛が次々に鼻血を出して出血死する流行病がおき，この奇病の原因が腐ったスイートクローバーという牧草であることが突き止められました．そして，ウィスコンシン大学で腐ったスイートクローバーからジクマロールが精製・単離され，1943年にはジクマロールの構造をもとに化学物質が合成され，ワーファリンと名付けられました．ウィスコンシン大学Wisconsin Alumni Research FoundationのWARFとcoumarin系薬物の語尾coumarinのARINが語源だそうです．
>
> 　ワーファリンは当初はもっぱら殺鼠剤として使用されていました．ワーファリンを摂取したネズミは，網膜出血で視力低下するため，明るいところに這い出してきて，最終的には腹腔内出血で死亡します．
>
> 　その頃，自殺企図でワーファリンを大量服用する人が現れ，それを契機にさまざまな研究や試行錯誤の末に，1950年代には血栓症や塞栓症を予防するための抗凝固薬として承認されるに至りました．

文　献

1）Pirmohamed M, et al：A randomized trial of genotype-guided dosing of warfarin. N Engl J Med, 369：2294-2303, 2013
2）Kimmel SE, et al：A pharmacogenetic versus a clinical algorithm for warfarin dosing. N Engl J Med, 369：2283-2293, 2013
3）Foley AM：Review of article: Perioperative bridging anticoagulation in patients with atrial fibrillation by James D. Douketis, MD, Alex C. Spyropoulos, MD, Scott Kaatz, DO, et al（N Engl J Med 2015;373: 823-833）. J Vasc Nurs, 33：167-168, 2015
4）Morgan CL, et al：Warfarin treatment in patients with atrial fibrillation: observing outcomes associated with varying levels of INR control. Thromb Res, 124：37-41, 2009

第3章 脳塞栓症を防ぐ

Lesson 3

DOAC
direct oral anticoagulant

安 珍守，赤尾昌治

ココが全力ポイント！

① 正しい患者に正しい用量で！ Under-doseにしない！
② 腎機能，クレアチニンクリアランス（Ccr）のチェック！
③ 併用薬を減らす！
④ 継続する！ 飲み忘れを防ぐ！

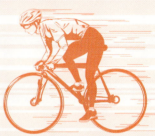

はじめに

　2011年3月以降，**新規経口抗凝固薬**（novel oral anticoagulant：**NOAC**）が次々と臨床使用可能となりました．

　発売から数年が経ち，「新規（novel）」という枕詞が外れ，同じNOACという略語が使えるようにとの配慮で，非ビタミンK拮抗型経口抗凝固薬（non-vitamin K antagonist oral anticoagulant：NOAC）とよばれていましたが，薬剤の作用機序を「～以外」であらわすのは適当でないという意見が出されて，国際血栓止血学会から，**直接作用型経口抗凝固薬**（direct oral anticoagulant：**DOAC**）という用語を使う推奨が2015年に出されました．

　本稿では，「DOAC」について概説します．

1　種類/分類

　ビタミンK阻害により間接的に，凝固因子活性を抑制するワーファリン（一般名：ワルファリン）に対して，DOACは直接（direct）選択的に凝固因子を阻害

することが特徴で，表1のように，**トロンビン阻害剤**と，**Xa阻害剤**の2種類に大別されます．

現在，使用可能なDOACは，プラザキサ®（一般名：ダビガトラン），イグザレルト®（一般名：リバーロキサバン），エリキュース®（一般名：アピキサバン），リクシアナ®（一般名：エドキサバン）の4種類です．

表1にワーファリンと対比して，薬剤の臨床的特徴をまとめています．どのDOACも，大規模ランダム化臨床試験によって，ワーファリンと同等以上の効果と安全性が証明されました．ワーファリンとは違って，モニターの必要性がな

表1 ● 経口抗凝固薬の一覧

分類	一般名	商品名	半減期	用量	用法	中和薬	減量基準	禁忌
ビタミンK阻害抗凝固薬	ワルファリン	ワーファリン	約40時間	患者により異なる	1日1回	ビタミンK	なし（PT-INRによるモニター）	なし
トロンビン阻害薬	ダビガトラン	プラザキサ®	12〜14時間	1回110 mg, or 150 mg	1日2回	イダルシズマブ*1	なし	Ccr 30 mL/分未満は禁忌
Xa阻害薬	リバーロキサバン	イグザレルト®	5〜13時間	1回10 mg, or 15 mg	1日1回	なし	Ccr 15〜49 mL/分を満たす場合	Ccr 15 mL/分未満は禁忌
Xa阻害薬	アピキサバン	エリキュース®	8〜15時間	1回2.5 mg, or 5 mg	1日2回	なし	下記の**2つ**以上を満たす場合*2 ①80歳以上 ②体重60 kg未満 ③**Cr** 1.5 mg/dL以上	Ccr 15 mL/分未満は禁忌
Xa阻害薬	エドキサバン	リクシアナ®	10〜14時間	1回30 mg, or 60 mg	1日1回	なし	下記の**1つ**以上を満たす場合*2 ①体重60 kg未満 ②Ccr 30〜50 mL/分 ③P糖タンパク阻害剤併用*3	Ccr 15 mL/分未満は禁忌

*1 イダルシズマブが現在開発され，アメリカFDAで2015年10月に承認となった．
*2 エリキュース®は3つの基準のうち，2つ満たした場合に減量，リクシアナ®は3つの基準のうち，1つ満たした場合に減量となっているため，混同しないように注意が必要である．
*3 ワソラン®，キニジンなど．

く，固定容量で使えて利便性が高いという反面，観血的手術時や緊急時など，モニターできる指標があった方が望ましい状況もあり，今後の新たな検査方法や指標の開発も課題といわれています．

2 適応疾患，禁忌

　DOACの適応は「非弁膜症性AF患者における虚血性脳卒中および全身性塞栓症の発症抑制」です．**非弁膜症性AF**（non-valvular AF）とは，弁膜症性AFでないAF，となりますが，**弁膜症性AF**（valvular AF）とは，**（リウマチ性）僧帽弁狭窄症**と合併したAFと，**人工弁（生体弁や機械弁）置換術後**のAFのことを指します．「弁膜症性」といいながら多くの心臓弁膜症（大動脈弁狭窄症・閉鎖不全症，僧帽弁閉鎖不全症など）は含まれませんので，注意してください．人工弁置換後を含む弁膜症性AFにはDOACは禁忌で，ワーファリンが使用されます．

　RE-ALIGN試験[1]では，大動脈弁あるいは僧帽弁に機械弁置換術を施行した患者に対して，プラザキサ®とワーファリンがランダムに割り付けられました．しかし，プラザキサ®はワーファリンに比べて，血栓塞栓症も出血性合併症もどちらも多く完敗に終わってしまい，機械弁置換術後のAF患者に対してのDOACの有効性は否定されました．しかし，生体弁置換術後，僧帽弁形成術後については明確なエビデンスはないのが現状です．実際に，僧帽弁形成術後については，欧米のガイドラインでは，「弁膜症性AF」に含んでいますが，日本のガイドラインでは，「非弁膜症性AF」になります．

3 用法・用量

　心原性脳塞栓症は，ラクナ梗塞やアテローム性脳梗塞と比べると重症例が多く，抗凝固薬による予防が非常に重要です．DOAC登場直前に登録開始となった，伏見AFレジストリの1年アウトカムのデータから，ワーファリン時代では，抗凝固薬内服によって脳卒中は減っておらず，大出血も増えていなかったことが示されました[2]．ランダム化試験ではないので，抗凝固薬有/無の群間背景には差がありますが，このような結果になった原因の1つに，ワーファリン投与症例の多くで，出血合併症を怖れるあまり，治療域を下回る用量で使用されている

（ワーファリンのunder-dose）ということがあげられます（**序章**，**第3章-2参照**）．

伏見AFレジストリでは登録開始以降，DOACが続々と臨床使用開始となり，図1に示すように着実に使用頻度が増えてきており，本稿執筆時点（2016年12月）ではワーファリンとDOACがほぼ同数となってきています．DOACは，採血によって定期的にモニターする方法がなく固定用量で使用するため，under-doseという問題はなくなるか，と思いきや，多くの症例で適応用量外の低用量で使用されている実態が世界中で報告されています（**DOACのunder-dose**）．DOACに普及により，ワーファリン時代のアウトカムが変化していくかについては今後の詳細な解析が必要ですが，ワーファリンもDOACも同様に，under-doseにしない覚悟（患者も医師も）が肝心です．

腎機能とDOACの用量選択

表1に示すように，いずれのDOACも，**クレアチニンクリアランス（Ccr）**で禁忌の基準がありますので，DOACを使用する際には事前にCcrの測定が必須です．Ccrの計算には，**Cockcroft-Gaultの式**が用いられます（**第2章-3参照**）．

慢性腎臓病の診断に用いられるeGFRでは代用できず，体重を測定して，Ccr

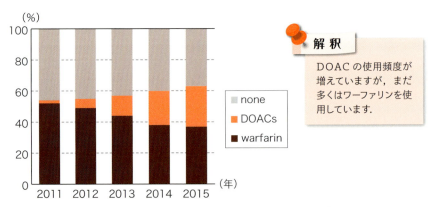

図1 ● 調査年度別の抗凝固療法の推移（伏見AFレジストリより）

解釈
DOACの使用頻度が増えていますが，まだ多くはワーファリンを使用しています．

を自分で測定する一手間がかかります．各DOACメーカーが，電卓や計算尺，計算用のwebsiteやスマートフォンのアプリなどを提供していますから，ご自身の環境に便利なツールを使ってください．

いずれのDOACも，2種類の用量が設定されていますが，その選択基準はDOACごとに異なっており，プラザキサ®とそれ以外の3剤では考え方が異なる点に注意してください．プラザキサ®は，2用量の両方に，ワーファリンと比較したエビデンスがありますので，医師の判断で1回150 mg，1日2回と1回110 mg，1日2回と使い分けることができ，厳密な「**減量基準**」はありません．添付文書では，70歳以上や，出血既往の患者には，1回110 mg，1日2回を「考慮し，慎重に投与」と書かれていますが，強制力はありません．

それと対照的に，他の3剤については，それぞれに異なる減量基準が設定されており，基準に該当した患者のみに低用量が使用されます．逆に言うと，基準に該当しない患者の低用量のエビデンスはありませんので，医師の判断で用量を選択することはできません．上にも述べましたが，under-doseとならないよう，添付文書通りに用量を選択してください．

5 併用に注意を要する薬剤

DOACはワーファリンと比べて薬物相互作用を起こしにくいと言われますが，これは2剤間の相互作用しか調べられておらず，油断は禁物です．DOACも，薬物相互作用により血中濃度が変化する併用薬は多く，抗真菌薬・免疫抑制剤・抗菌薬などを併用する場合は，処方が他の専門科領域の医師になる場合も多く，他科や他院，あるいは薬局との連携が大切になってきます．

循環器系薬剤では，例えば**ワソラン**®やキニジンは，P糖タンパク質との競合によりDOACの血中濃度を上昇させます．**アンカロン**®の併用も注意が必要です．

臨床現場では，大規模ランダム化臨床試験とは違い，高齢で併存疾患を多くもつ（polydisease）患者が多く存在するため，併用薬剤もより多くなります（ポリファーマシー）．**ポリファーマシー**では，DOACの出血事象が増加することがハッキリと示されています[3]．出血を避けるためには，DOACの用量を下げるのではなく，併用薬を減らすことが大切です．

6 DOACの短い半減期

　経口抗凝固薬がワーファリンのみだった時代は，ワーファリンの半減期が約40時間，最高血中濃度到達時間も72〜96時間と長いために，入院時のワーファリン開始時や，観血的処置によるワーファリン休薬時は，ヘパリンによる「橋渡し」，いわゆるヘパリンブリッジ（ヘパリン置換）を行っていました．

　効果発現までの時間が短いDOACの登場により，ヘパリン置換が不要となる，あるいは必要とする期間が格段に短くなり，周術期の抗凝固薬管理も大きく変化しました（第5章-5，第5章-6，第6章-1参照）．

7 副作用

　薬剤である以上，副作用にはさまざまなものがありえます．そのなかで，抗凝固薬の最大の合併症は**出血**です．重大な出血事象（特に頭蓋内出血）が起こった場合，薬剤の直近の服用時刻と中和薬の有無を確認することが大切です．

　DOACの第Ⅲ相試験における大出血（輸血や入院を要するような出血）の頻度は，表2Aの通りでした．大出血に関しては，DOACはワーファリンよりやや少ない傾向にはありますが，それほど大差はありません．少なくとも「効いていないワーファリン」より「正しい用量で使用するDOAC」の方が出血は多くなると思われ，決してDOACは出血が少ない，とは考えないでください．

　しかし，頭蓋内出血に着目した場合，メタ解析によると，DOAC群はワーファリン群の半分以下でした（表2B）[4]．頭蓋内出血が少ないことは，ワーファリンに対するDOACの最大のメリットといえます．ワーファリンは，脳での血液凝固に重要な第Ⅶ因子を含めた複数の凝固因子に作用しますが，DOACは活性型のトロンビンあるいは第Ⅹ因子に選択的に作用し，第Ⅶ因子を阻害しないため，

表2 ● それぞれの薬剤における副作用の頻度

	ワーファリン群	DOAC群
A）大出血	3.09〜3.60％/年	2.13〜3.60％/年
B）頭蓋内出血	1.45％	0.70％

脳出血のリスクが少ないと推測されています（**第3章-2参照**）．

8 DOACの使い分け

　4種類のDOACが使用可能となった現在，その使い分けをどうするかは議論が盛んです．多くの症例ではどれを使っても大差はありません．自分の使い慣れた薬剤を2種類くらいもっておく，という対応でよいかと思います．

1）プラザキサ®

　プラザキサ®は2011年に発売された最初のDOACで，最も使用実績が長い点が長所といえます．ワーファリンとの間接比較になりますが，1回150 mg，1日2回の高用量における塞栓性イベントの抑制効果は，すべてのDOACのなかで最強と言われています[5]．その反面，出血性イベント，特に消化管出血がワーファリンより多いため，通常は1回110 mg，1日2回の使用で充分と筆者は考えています．

　プラザキサ®は腎排泄率が高いため，血中濃度が腎機能に大きく依存し，腎機能障害のある患者ではワーファリンより出血が多いことが報告されており，Ccrが50未満の患者では避けた方が無難です．

2）イグザレルト®

　イグザレルト®は1日1回1錠（それも錠剤が小さい）の利便性が長所であり，体格の小さな日本人に合わせた15 mgと10 mgの独自の用量（日本以外では20 mgと15 mgの2用量）で承認されたDOACです[6]．欧米をはじめ世界の他の国に比べて，少ない用量で使用できる安心感もあります．

　しかし，サブ解析では高齢・低体重ではワーファリンより出血が増える可能性が示されており，あまり小柄な高齢者には使わない方が無難です．Ccrだけで用量設定する点はシンプルでわかりやすいといえます．

3）エリキュース®

　エリキュース®は，あらゆる患者群において出血性イベントがワーファリンよりも有意に少ないことが特徴で[7]，高齢・低体重・腎機能障害など，出血リスクの高そうな患者であっても投与しやすい安全性が最大の利点といえます．

減量基準の設定がやや複雑で，用量の設定に迷う症例がある点（79歳，32 kg，Cr 1.4の女性ですと，Ccr 16 mL/分で禁忌スレスレですが，高用量の適応になります）がやや難点です．

4）リクシアナ®

リクシアナ®は，唯一の国産DOACですが，もともとは整形外科の下肢手術後の静脈血栓塞栓症の予防目的で先行して使用されていました．AFに適応取得したのは2014年と最も後発ですが，1日1回の利便性と，あらゆる患者群で出血が少ない安全性を兼ね備えていることが特徴です[8]．薬価が他のDOACに比べて高価であったことが難点でしたが，2016年4月の薬価改定で横ならびになりました．最も後発のため，使用実績は最も少なく，今後のデータ集積が待たれるところです．

4剤のDOACで，各用量の分布がどのようになるかを，伏見AFレジストリ登録患者にあてはめて示します（図2）．イグザレルト®とエリキュース®は，高用量の該当例が低用量の2倍ぐらいとなる一方，リクシアナ®では多くが低用量の該当となる（その多くは体重の項目です）のが特徴です．

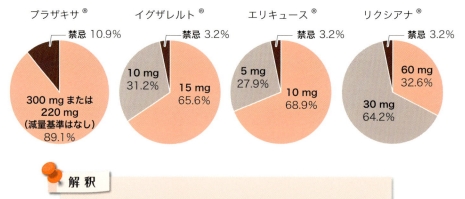

解釈

プラザキサは定まった減量基準がなく，医師の判断にゆだねられています．日本人AF患者ではイグザレルト®とエリキュース®は高用量が多いですが，リクシアナは低用量が主となります．

図2 ● 伏見AFレジストリ登録患者にあてはめた各DOACの用量分布

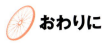 **おわりに**

　DOACは**予防薬**ですので，医師にとっても患者にとっても，メリットを実感できることはほとんどなく，目に見えることはデメリットばかりになります．したがって，医師の側からは処方をやめてしまう，患者の側からは飲み忘れる・服用しなくなる，というケースが多くなりがちで，それがDOACの効果を損ないます．軽微な出血などで安易に処方をやめない（**persistence**を保つ），しっかり内服を継続して飲み忘れがないよう指導する（**adherence**を保つ）ことが大切であることを，最後に強調したいと思います．

文　献

1）Eikelboom JW, et al：Dabigatran versus warfarin in patients with mechanical heart valves. N Engl J Med, 369：1206-1214, 2013
2）Akao M, et al：Inappropriate use of oral anticoagulants for patients with atrial fibrillation. Circ J, 78：2166-2172, 2014
3）Piccini JP, et al：Polypharmacy and the efficacy and safety of rivaroxaban versus warfarin in the prevention of stroke in patients with nonvalvular atrial fibrillation. Circulation, 133：352-360, 2016
4）Ruff CT, et al：Comparison of the efficacy and safety of new oral anticoagulants with warfarin in patients with atrial fibrillation: a meta-analysis of randomised trials. Lancet, 383：955-962, 2014
5）Connolly SJ, et al：Dabigatran versus warfarin in patients with atrial fibrillation. N Engl J Med, 361：1139-1151, 2009
6）Hori M, et al：Rivaroxaban vs. warfarin in Japanese patients with atrial fibrillation – the J-ROCKET AF study –. Circ J, 76：2104-2111, 2012
7）Granger CB, et al：Apixaban versus warfarin in patients with atrial fibrillation. N Engl J Med, 365：981-992, 2011
8）Giugliano RP, et al：Edoxaban versus warfarin in patients with atrial fibrillation. N Engl J Med, 369：2093-2104, 2013

第3章　脳塞栓症を防ぐ

Lesson
4 抗血小板薬

阿部　充

ココが全力ポイント！

① 脳梗塞予防としての抗血小板薬は推奨されない！
② 抗血小板薬内服による大出血の頻度は，われわれの観察研究では抗凝固薬内服と同等である！
③ 抗凝固薬投与中で，併存疾患に対して抗血小板薬を投与中の場合は，抗血小板薬中止も検討すべき！

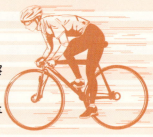

はじめに

　抗血栓薬には抗凝固薬と抗血小板薬の2種類があるのは，皆さんもよくご存じの通りです．以前はAF患者に対する脳梗塞予防としてどちらの薬剤も一般的に用いられていましたが，さまざまな多施設ランダム化比較試験や大規模な観察研究から，現在は抗凝固薬を投与するのが推奨されています．ではAF患者に対する脳梗塞予防として，**抗血小板薬**はその役割を終えたのでしょうか？ また，すでに抗血小板薬を内服中の患者に抗凝固薬を投与する場合，何に注意したらよいのでしょうか？ 本稿で少し考察してみましょう．

1　抗血小板薬の種類

　わが国で使用可能な抗血小板薬は多種ありますが，本稿で扱う抗血小板薬としては，特に抗血栓作用の強いと思われる，アスピリン，シロスタゾール（プレタール®），チエノピリジン系薬剤（パナルジン®，プラビックス®，エフィエ

ント®）を対象とします（表1）．

2 抗血小板薬の脳塞栓予防効果は？

日本循環器学会の心房細動治療（薬物）ガイドライン（2013年改訂版）[1]において，抗血小板薬投与に関する記載は，以下の通りです．

- 冠動脈疾患を合併する患者で，経皮的冠動脈インターベンション（PCI）や外科的血行再建術を行う際の抗血小板療法と抗凝固療法の併用（レベルC）
- PT-INR 2.0〜3.0で，治療中に虚血性脳血管障害や全身性塞栓症を発症した場合の抗血小板薬の追加や，PT-INR 2.5〜3.5でのコントロール（レベルC）
- 経口抗凝固薬を投与できない場合の抗血小板薬の投与（レベルC）

これら3つの記載は，すべて有用性や有効性がそれほど確立していないクラスⅡbに分類されています．ただしエビデンスレベルCであり，多施設ランダム化

表1 ● 本稿で扱う抗血小板薬一覧

一般名	商品名	主な作用機序	最高血中濃度到達時間	血中濃度半減期	作用持続	作用
アスピリン	バイアスピリン®	シクロオキシゲナーゼ1阻害によりTXA2の合成阻害	4〜4.5時間	約0.4時間	7〜10日	非可逆的
シロスタゾール	プレタール®	PDE3活性を阻害，TXA2による血小板凝集を抑制	3.5時間	10〜13時間（β相）	約48時間	可逆的
チクロピジン塩酸塩	パナルジン®	アデニレートシクラーゼ活性を増強し血小板内cAMP産生を高め，血小板凝集能・放出能を抑制	2時間	1.6時間	8〜10日	非可逆的
クロピドグレル硫酸塩	プラビックス®	活性代謝物が不可逆的に血小板のADP受容体サブタイプP2Y12に作用し，ADP刺激による血小板凝集を阻害	1.9時間	6.9時間	血小板寿命	非可逆的
プラスグレル塩酸塩	エフィエント®	生体内で活性代謝産物に変換後，血小板膜上のADP受容体P2Y12を選択的かつ非可逆的に阻害	0.6時間	0.9〜4.9時間	血小板寿命	非可逆的

比較試験や大規模コホート試験の結果に基づくものではなく，専門家の意見が一致したものであることに注意を要します．

2016年に改訂されたESCのガイドライン[2]においても，AF患者に対する脳梗塞予防としての抗血小板薬単剤の効果は非常に限定的ですが，抗凝固薬の予防効果は抗血小板薬2剤併用よりすぐれ，出血率は同等であるとされています[3]．結果としてAF患者に対する脳梗塞予防としての抗血小板療法は推奨しないとして，クラスIIIに分類されています．

一方，当院の神経内科医である安田らは，伏見AF登録患者で，経過中に虚血性脳卒中を生じた109例を対象に，CTやMRIで得られた画像を用いて原因分類を行いました．その結果，91例（83％）が心原性脳塞栓であり，ラクナ梗塞とアテローム血栓性脳梗塞，分類不能例は，それぞれ9例（9％），4例（4％），5例（5％）でした．一般的にラクナ梗塞やアテローム血栓性脳梗塞予防には抗血小板薬が有効な可能性もありますが，抗凝固薬の効果を凌駕するかどうかは明らかではありません．また，前述のようにわれわれの検討ではAF患者に生じた虚血性脳卒中のなかでラクナ梗塞やアテローム血栓性脳梗塞が占める割合は2割弱でした．

③ 抗血小板薬内服患者の注意点は？

AF患者のなかには，脳梗塞予防や動脈硬化性疾患等の併存疾患に対する加療として，すでに抗血小板薬を内服中の患者が存在します．

抗血小板薬を内服中の患者の出血性イベントの現状を評価するために，2014年7月までに追跡データが入手可能であった伏見AF登録患者3,304名を，抗血小板薬内服群1,124名（34％）と非内服群2,180名（66％）の2群に分けて解析を行いました．

その患者背景を表2に示します．つまり抗血小板薬内服群の方が動脈硬化性疾患合併例が多く，一方CHADS$_2$スコアが高値であるにもかかわらず抗凝固薬の投与は控えめの傾向でした．

観察期間中のイベントとしては，大出血の頻度は抗血小板薬内服群の方が有意に多く，出血に関連する因子で補正後も，大出血に対して抗血小板薬内服は抗凝

表2 ● 抗血小板薬内服の有無と患者背景

	抗血小板薬内服群	抗血小板薬非内服群	p値
冠動脈疾患合併	32.7%	5.6%	＜0.01
末梢動脈疾患合併	8.7%	1.8%	＜0.01
$CHADS_2$スコア	2.39±1.37	1.84±1.28	＜0.01
抗凝固薬内服率	59.2%	65.0%	＜0.01

表3 ● 抗血小板薬と抗凝固薬内服による大出血の頻度

	ハザード比（95%CI）	p値
抗血小板薬	1.74（1.14〜2.65）	＜0.01
抗凝固薬	1.77（1.12〜2.88）	＜0.01

固薬内服と同等の関連を有していました（表3）．また抗血小板薬は単剤よりも2剤以上で，さらに抗凝固薬内服なしよりも抗凝固薬併用下で，大出血の頻度が増加していました（図1）．

一方，それぞれ抗血小板薬と抗凝固薬内服中の患者の各種イベントの発生状況を比較するために，伏見AF登録患者のうち動脈硬化性疾患を有さず，かつ抗血小板薬または抗凝固薬のいずれかのみを処方されている1,768名を対象に解析を行いました．登録時抗血小板薬のみ，または抗凝固薬のみの患者はそれぞれ，367名と1,401名でした．患者背景は表4のようでした．

観察期間中の死亡率は，抗血小板薬内服群の方が抗凝固薬内服群よりも有意に高値でした．また脳卒中/全身性塞栓症の頻度は抗血小板薬内服群の方が有意に多く，脳卒中に関連する因子で補正後も，抗血小板薬内服（ハザード比，1.56：95％CI，1.00〜2.38：$p=0.0496$）は脳卒中/全身性塞栓症と有意に関連していました．一方，大出血の頻度は両群で差を認めませんでした（図2）．

以上で述べた伏見AFレジストリの結果より，下記のようにまとめることができます．

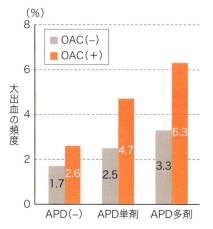
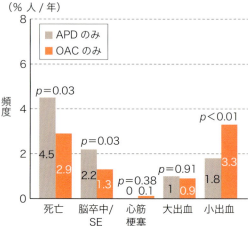

解釈

抗血小板薬内服数とともに大出血の頻度は増加し，抗凝固薬の内服でさらに大出血の頻度は増加しました．

解釈

抗凝固薬内服中の患者と比較して，抗血小板薬内服中の患者の死亡率と脳卒中/全身性塞栓症の頻度は有意に高く，一方大出血の頻度は両群で差を認めませんでした．

図1 抗血小板薬および抗凝固薬内服状況と大出血の頻度（伏見AFレジストリより）

APD：抗血小板薬，OAC：抗凝固薬

図2 抗血小板薬または抗凝固薬内服中の患者の各種イベントの頻度（伏見AFレジストリより）

APD：抗血小板薬，OAC：抗凝固薬，SE：全身性塞栓症

表4 患者背景の比較

	抗血小板薬のみ	抗凝固薬のみ	p値
年齢	75.3±11.0	73.5±9.6	<0.01
発作性AF	49.1%	37.1%	<0.01
心不全合併	17.7%	30.3%	<0.01
$CHADS_2$スコア	2.13±1.42	2.07±1.27	0.8
脳卒中/全身性塞栓症既往	26.2%	22.6%	0.2

- わが国の医師はAF患者の背景によって，抗凝固薬と抗血小板薬を使い分けている
- 抗凝固薬と比較して，抗血小板薬の脳卒中／全身性塞栓症の予防効果は低い
- 抗血小板薬内服患者の大出血の頻度は抗凝固薬内服患者と同等である

4　AFの患者に抗血小板薬をどう使うか？

　前述の結果からは，ガイドラインに記載のごとくAF患者に脳梗塞予防として抗血小板薬を投与するメリットは少ないと考えられます．また脳梗塞予防の抗凝固薬の必要性は，すでに抗血小板薬を投与されているのかに関係なく評価されるべきです．

　しかし，併存疾患に対して抗血小板薬投与中の場合は，脳梗塞予防としての抗凝固薬追加に伴う大出血のリスク増加に十分配慮し，むしろその場合は積極的に抗血小板薬中止も検討すべきと考えられます．例えば2016年のESCのガイドラインでは，抗凝固薬内服中のAF患者に冠動脈ステントを留置した場合，半年ないし1年で抗血小板薬は中止し，抗凝固薬のみの投与が推奨されています．ただこの点に関しては，わが国も含めてエビデンスは十分ではありません．

文　献

1) Guidelines for pharmacotherapy of atrial fibrillation（JCS 2013）．Circ J, 78：1997-2021, 2014
2) Kirchhof P, et al：2016 ESC Guidelines for the management of atrial fibrillation developed in collaboration with EACTS. Eur Heart J, 37：2893-2962, 2016
3) Connolly S, et al：Clopidogrel plus aspirin versus oral anticoagulation for atrial fibrillation in the Atrial fibrillation Clopidogrel Trial with Irbesartan for prevention of Vascular Events（ACTIVE W）：a randomised controlled trial. Lancet, 367：1903-1912, 2006

第4章　症状を緩和する

Lesson 1　リズムコントロール

安　珍守

ココが全力ポイント！

① リズムコントロールは薬物療法とカテーテルアブレーションに大別される！
② 抗不整脈薬による有害事象に気をつける！
③ カテーテルアブレーションによるAF症状の改善効果は大きいが，生命予後を改善しているかどうかは不確定！
④ リズムコントロールがより有益な症例を見極めるのが今後の課題！

はじめに

　AFによる乱れた「リズム」を「コントロール」すること…細動波という異常な心電図所見を正常洞調律に戻したい，という思いにより強く駆られるのは，医師でしょうか，患者でしょうか？

　複数の大規模ランダム試験において，「薬物療法によるリズムコントロールはレートコントロールと比べて，AF患者の生命予後を改善させなかった」ということが示されました．結論が出たかのようにみえたこの問題は，カテーテルアブレーションという強力な非薬物療法の発展と普及により，再考の時期を迎えています．本稿では，リズムコントロールについて概説します．

リズムコントロールが心機能に与える影響

　正常洞調律時の左房から左室への血液の流入は一回拍出量の約20％を担うといわれ，左房機能は，左室流入に重要な役割を果たしています．左房機能の低下やAFの合併により有効な心房収縮による流入が失われ，特に左室拡張能障害が高度な症例では著しい運動耐容能の低下が生じます．

　実際に，左室収縮率（LVEF）50％未満の心不全例をアブレーションによるリズムコントロールと，内服によるレートコントロールに分けて，6カ月後に心肺機能を評価した研究が2014年に報告されています．リズムコントロール群はレートコントロール群に比べて，LVEF，最大酸素消費量ともに改善したことが示され[1]，リズムコントロールによって心機能や運動耐容能が改善するケースはある，といえます（表1）．

リズムコントロールの種類と適応

　現段階では，生命予後や心血管イベントを改善するランダム試験のエビデンスはない，あるいは限定的です．そのためリズムコントロールは，動悸・息切れなどAFによる症状がある場合に，症状を改善することが主目的です．

1）抗不整脈薬

❶使用法と注意点

　抗不整脈薬は有害事象につながる可能性がある強力な薬剤です．使用する際に大切なことは，薬物の代謝を理解して，個々の患者の心機能に加えて，肝機能・腎機能などの患者背景を把握することです．最も広く用いられているVaughan Williams分類に基づいて，使用頻度の多い薬剤を表2に示します．低左心機能

表1 ● LVEF50％未満の心不全例に対する治療別心肺機能評価（CAMTAF試験より）

	リズムコントロール（26例）	レートコントロール（24例）	p値
LVEF	40±12％	31±13％	0.015
最大酸素消費量	22±6 mL/kg/分	18±6 mL/kg/分	0.014

文献1を参考に作成

表2 ● Vaughan Williams分類にもとづいたAFに対する主な抗不整脈薬

群	一般名（商品名）	静脈投与量	内服投与量	補足
Ia群	プロカインアミド（アミサリン®）	400〜800 mgを希釈して50 mg/分前後の速度で投与	使用頻度は低い	陰性変力作用が少なく比較的安全に使用できる
Ia群	シベンゾリン（シベノール®）	1アンプル70 mgを希釈して10分前後かけて投与	1回100〜150 mg, 1日3回	抗コリン作用あり 低血糖に注意
Ia群	ジゾピラミド（リスモダン®）	1アンプル50 mgを希釈して10分前後かけて投与	1回100〜150 mg, 1日3回	抗コリン作用あり 低血糖に注意
Ib群	アプリンジン（アスペノン®）	1.5〜2 mg/kgを希釈して10分前後かけて投与	1回20〜30 mg, 1日2〜3回	ほぼ肝代謝100%で腎機能障害例には有用
Ic群	プロパフェノン（プロノン®）	なし	1回100〜150 mg, 1日3回	肝60%，腎40%の代謝 わずかにβ遮断作用を有する
Ic群	フレカイニド（タンボコール®）	1〜2 mg/kgを希釈して10分前後かけて投与	1回50〜100 mg, 1日2回	半減期11時間とサンリズム（4時間）より長め
Ic群	ピルジカイニド（サンリズム®）	1 mg/kgを希釈して10分前後かけて投与	1回25〜50 mg, 1日3回	Kチャネルに対する作用がない ほぼ腎代謝100%
Ⅲ群	アミオダロン（アンカロン®）	心室性不整脈に対しては添付文書に基づく	1回50〜100 mg, 1日2回	消失半減期19〜53日と長い ほぼ肝代謝100% 心臓以外の副作用にも注意
Ⅲ群	ソタコール（ソタコール®）	なし	1回40〜160 mg, 1日2回	アンカロン®と違って中止後，数日で効果がきれる
Ⅳ群	ベプリジル（ベプリコール®）	なし	1回50〜100 mg, 1日2回	マルチチャネル遮断作用あり 抗不整脈薬として使用しているのは，日本のみである QT延長とTdpの頻度が高く要注意

例では，陰性変力作用が強いClass I群の抗不整脈薬は循環動態が悪化する恐れがありますので，使用してはいけません．個々の薬剤で，肝臓または腎臓にて代謝される割合が異なりますので，注意しましょう．例えば腎機能障害がある例では，腎代謝の割合が少ない薬剤が望ましいため，まずは内服ならプロノン®，点滴ならアスペノン®が無難です．抗コリン作用があるシベノール®やリスモダン®を迷走神経依存性AF患者に用いると効果的な場合があります．

個々の薬剤の詳細や代謝の特徴は成書に譲りますが，多くの種類がありますので，まずは使い慣れた薬剤を2〜3種類持つことが現実的な対応です．

また薬剤による副作用を考え，はじめから定期内服で開始するのではなく，薬剤を持ち歩き，必要なときに服用するいわゆる"**pill-in-the-pocket**"を好んで筆者は用いています．発作の頻度が多い，もしくは強い場合は，抗不整脈薬の定期内服で発作を予防します．また，定期内服を選択した場合も，抗不整脈薬は経時的に効果が減弱する，といわれていますので，効果がない抗不整脈薬は漫然と投与するのではなく，薬剤変更や治療手段の見直しを検討すべきです．

❺注意すべき副作用

　"proarrhythmic effect"（**催不整脈作用**）を含めた副作用の出現には注意すべきです．抗不整脈薬による副作用としては，①**刺激伝導系の徐拍化**と②**torsades de pointes（Tdp）などによる心室性不整脈**の2種類があります．

　もともと徐脈傾向である場合や，徐脈頻脈症候群（sick sinus syndrome type 3）がある場合は，特に①刺激伝導系の徐拍化による症状に注意すべきです．まれに，AFから**心房粗動**に移行することがありますが，1：1房室伝導の心房粗動への移行した場合は，脈拍200/分以上となり，血行動態が不安定になるため注意を要します．

　また②心室性不整脈の出現は致死的となるため，抗不整脈薬を定期内服している場合は心電図のQT間隔のモニターが重要です．特に，ベプリコール®は慢性AFに対しても強力な除細動効果を有しますが，**QT延長**とそれに伴うTdpといった心室性不整脈のリスクが高く，注意が必要です．ベプリコール®を使用した459例中4例（0.9％）にTdpが発生したという報告があり[2]，外来で開始する場合は，まずは1日100 mgから開始し，QT間隔をモニターして500 m/秒を超えないようにするとともに，血清K値を3.8 mEq/L以上に保ち，QT延長を惹起しないようにしましょう．

　アンカロン®は，ベプリコール®よりもQT延長のリスクはやや低いですが，心臓以外の副作用もありえます．副作用は**甲状腺・肝機能障害・神経障害**に加えて，致死的となりうる**肺線維症**があります．用量依存性であることが多いため，まずは1日50～100 mgといった低用量での使用が無難でしょう．

2）カテーテルアブレーション

　1998年にHaïssaguerreらが肺静脈内の異所性興奮から発作性AFは発生し，高周波エネルギーで興奮部位を焼灼することで治療できることを報告しました．この報告に基づいて，肺静脈と左心房の間を電気的に隔離する**拡大肺静脈隔離術**が標準的治療として確立した治療になっています（図1）．AFに対するリズムコントロールは新たな時代を迎えたわけですが，カテーテルアブレーション後の成績は，AFのタイプや持続期間などの背景にもよりますが，AF再発のイベントがないのは1回目の治療後70〜80％前後です．治療成績の向上のために，分裂した局所電位でアブレーションを行うcomplex fractionated atrial electrogram（CFAE）アブレーション，心房を線状焼灼するlinearアブレーションなど，症例に応じて追加治療がされています．しかし，持続性AFに関して2015年に報告されたランダム化試験では，驚くべきことに，有効であると考えられていたCFAEアブレーション，linearアブレーションの有効性がともに証明されず[3]，拡大肺静脈隔離術以外には，有効な治療手法は定まっていないのが現状です．

　治療機器と使用するエネルギーに関しては，クライオバルーン・多電極アブレーションカテーテル・レーザーバルーンカテーテルといった新たな機器技術による肺静脈隔離術が近年，長足の進歩を遂げていて，より術時間が短く，手技が簡略化され標準化される方向に向かうと予測されます．最新のアブレーション事情については，**コラム4**も参照して下さい．

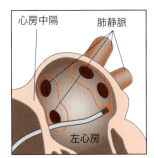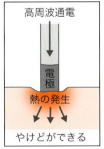

入院期間：4〜5日前後
手術時間：2〜4時間前後
（病状によって個人差があります）

図1 ● カテーテルアブレーション治療
高周波エネルギーによるアブレーションでは，4本の「肺静脈」の周囲を治療して，異常な心房興奮が発生するのを防ぐ．

> **memo**
>
> **電気的除細動（カルディオバージョン）治療**
>
> 　AFによる症状が非常に強い場合や，血行動態が不安定な場合は，電気的除細動（カルディオバージョン）治療の適応となります．
>
> 　発症後48時間以上経過している場合は，除細動後の塞栓症予防のために，抗凝固療法を除細動前3週間継続するか，または経食道心エコーによる左心耳血栓の除外が必要です．除細動後も4週間継続することがガイドラインで推奨されています．また，除細動施行の数日前から抗不整脈薬を開始して，血中濃度を上昇させることで，除細動の効果とその後の洞調律維持効果が上がる，といわれており，除細動抵抗性の場合は試みる価値があります．
>
> 　個々の患者背景に大きく左右されますが，除細動のみではAF再発がない割合は6カ月で30～40％という報告もあります．「AFをその場で停止させる」ことが除細動の主目的ですので，長期的なリズムコントロールをめざす場合は，抗不整脈薬やカテーテルアブレーションが必要です．
>
> 　また，慢性AF例では，症状がAFと関連しているかどうか不確定であることも多く，そのような場合には，除細動を用いて洞調律にして，症状改善の有無を確認することも有効な手段です．リズムコントロールをめざすかどうかの判断材料になります．

③ リズムコントロールと心血管イベント

　リズムコントロールが生命予後や心血管イベントを抑制できるかについて，大規模ランダム試験と観察研究に分けて，これまで発表されているデータを示します（第6章-2参照）．

1）大規模ランダム試験から

　AFFIRM，RACE，AF-CHF，J-RHYTHMといった2000年から2010年頃に行われた大規模試験では，薬物治療によるリズムコントロールは，レートコントロールと比べて，心不全合併の有無などにかかわらず，生命予後を改善させませんでした．これは，抗不整脈薬の催不整脈作用や継時的な効果の減弱などが原因の1つではないか，と推測されています．実際に，AFFIRM試験でもpost-hoc

解析では，洞調律を維持できたグループでイベントが抑制されていたというデータがあります．また，最近開発された抗不整脈であるdronedarone（日本では未承認）に関するランダム試験（ATHENA試験）では，発作性AF，持続性AFである4,628例を2群に分けて比較したところ，抗凝固療法の使用率はプラセボ群と同様ななかで，dronedarone群では心不全や心血管死，脳卒中の発症率が低かった，と報告されており[4]，より強力なリズムコントロール治療をして洞調律維持が達成されれば，心血管イベント発症のリスク低減になるのではないか，と期待できます．

カテーテルアブレーションに関しては，CABANA（Catheter Ablation Versus Antiarrhythmic Drug Therapy for Atrial Fibrillation：NCT00911508）やEAST（Early Therapy of Atrial Fibrillation for Stroke Prevention Trial：NCT01288352）といったランダム試験が進行中です．これらの試験の結果しだいで，リズムコントロール戦略は大きく変化する可能性があります．

2）観察研究から

観察研究でも薬剤によるリズムコントロールは良好な予後と関連があるという研究がいくつか報告されています．2012年のカナダからの報告によれば，リズムコントロールはレートコントロールに比べて，脳卒中や一過性脳虚血発作が有意に低かった[5]ということです．またアブレーションに関してはスウェーデンから国家レジストリのAF患者についてのデータが報告されています．アブレーションを受けた群は，受けなかった群に比べて，脳卒中発症率が低く，死亡率も低かった，ということです[6]．後向きの観察研究ではありますが，大規模な国家レジストリであり，注目すべきデータです（表3）．

表3 ● アブレーションの有無による脳卒中発症率・死亡率の比較（スウェーデンの国家レジストリより）

	受けた群	受けなかった群	p値
脳卒中発症率	0.70%	1.00%	0.013
死亡率	0.77%	1.62%	<0.001

51種類の背景因子を傾向スコアでマッチングさせて検討
文献6を参考に作成

3) 伏見AFレジストリデータから

2015年11月の時点で1年後フォローデータがある3,731例のうち，リズムコントロールやレートコントロールを受けている例の割合について図2に示します．発作性AFか慢性AFか，また症状の有無のみではなく，年齢や患者背景，患者や医師の意向など，さまざまな要因で治療方針が決定されているのが現状です．実臨床においては，ガイドラインに基づいて，すべての症例で治療方針が決定できるわけではなく，やはり，「実臨床のAF患者は治療も非常に多様である」といえます．その後の心血管イベントについても，さらなる解析をすすめる予定です．

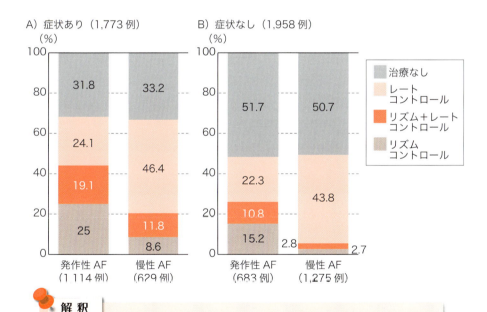

解釈

慢性AFでは，症状がない割合が多くなっています．症状を有する発作性AFでも，年齢などの背景から約30％は治療なし，24％はレートコントロールのみでした．

図2 ● AFタイプ別治療方法：リズムコントロールとレートコントロールの内訳（伏見AFレジストリより）

リズムコントロールは，ここでは，登録時に抗不整脈薬内服があるか，またはアブレーション治療を受けていた例と定義する．

おわりに

　冠動脈疾患に対するステント治療において，狭窄病変を見つけて反射的に血管を広げることは，"oculo-stenotic reflex"と揶揄され，盲目的な治療に警鐘が鳴らされています．AFの細動波形を見つけて，反射的にリズムコントロールをする，いわば"oculo-fibrillatory reflex"で治療をしていないでしょうか？ 逆に大規模ランダム試験をすべての患者に当てはまる結果と盲目的に考えて，安易にリズムコントロールを諦めて，レートコントロールまたは経過観察に甘んじてしまっていないでしょうか？

　患者背景が非常に多様な心不全と同様に，AFは「心房不全」の結果として起こる病態であり，個々の患者に合わせて治療方法を選択する必要があります．症状改善に加えて，「**アウトカム改善**をめざす治療が大切」であることを，アブレーション治療を専門にしている自分への戒めの念を込めて，本稿の終わりの言葉にしたいと思います．

文 献

1) Hunter RJ, et al：A randomized controlled trial of catheter ablation versus medical treatment of atrial fibrillation in heart failure (the CAMTAF trial). Circ Arrhythm Electrophysiol, 7：31-38, 2014
2) Yasuda M, et al：Clinical evaluation of adverse effects during bepridil administration for atrial fibrillation and flutter. Circ J, 70：662-666, 2006
3) Verma A, et al：Approaches to catheter ablation for persistent atrial fibrillation. N Eng J Med, 372:1812-1822, 2015
4) Hohnloser SH, et al：Effect of dronedarone on cardiovascular events in atrial fibrillation. N Engl J Med, 360：668-678, 2009
5) Tsadok MA, et al：Rhythm versus rate control therapy and subsequent stroke or transient ischemic attack in patients with atrial fibrillation. Circulation, 126：2680-2687, 2012
6) Friberg L, et al：Catheter ablation for atrial fibrillation is associated with lower incidence of stroke and death: data from Swedish health registries. Eur Heart J, 37：2478-2487, 2016

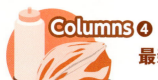

Columns ❹ 最新のアブレーション事情

江里正弘

1) 発作性AFでのアブレーション

　AFアブレーションは1998年にHaissaguerreらが発作性AFの契機（トリガーとよばれます）となる巣状興奮の起源が肺静脈に多く存在することを報告して以来[1]，肺静脈の電気的隔離を中心に目覚ましい進歩を遂げてきました．

　最新の進歩としてはカテーテル先端の心筋接触圧が測定可能となったコンタクトフォース検知機能を有したカテーテル（図1）や，手技時間を大幅に短縮することが期待されるバルーンアブレーション（冷凍凝固アブレーション：クライオアブレーション，図2）が使用可能です．コンタクトフォースカテーテルは心筋焼灼の完成度を評価するうえで，これまでの術者の電位知識やカテーテル操作感覚を主体とした主観的指標から，コンピューターシステムに表示されるコンタクト加減の数値をもとに有効焼灼が可能かを判断する客観的指標へと変貌を遂げたことで，焼灼の不完全箇所（焼灼の焼け残し）を大幅に減らすことが可能となりました．クライオアブレーションはカテーテルによるポイントごとの治療とは異なり，肺静脈入口部を面単位で一気に治療を施すことができ，治療成績のみならず，手技時間の短縮が期待できます．発作性AFに関しては，いかにして1回の手技で肺静脈内電気的隔離を完全なものに仕上げるかが今後の焦点となりそうです．

2) 非発作性AFでのアブレーション

　非発作性（持続性・永続性）AFの治療成績は発作性と比較すると残念ながら好ましいものとはいえません[2]．その理由として非発作性の場合，トリガーのみならず，心房内の細動基質（細動を起こしやすくしている土壌）への治療が必要とされ，AF持続期間が長期にわたるほど心房筋変性が生じやすく，細動基質が広範囲に広がることで根治が難しくなるから，といわれています．

　肺静脈以外の細動基質に対してどのようにアプローチするか，という議論は混沌としており，AF中の複雑性分裂心房電位・心臓神経叢・ローター（ドライバー：AF維持に関与している局所性のリエントリー性興奮）・低電位アブレーション，左心房内線状焼灼，肺静脈以外のトリガーへの焼灼等，さまざまな方法があげられていますが，おのおのその効果を主張するばかりでどのような病態でどのようなアプローチを施すべきかという点に関しては明らかになっていません．

　非発作性AFに対するアブレーション法についてはいまだ議論は尽きず，発作性AFのように確立された方法が見出されるまでに時間を要する状況です．

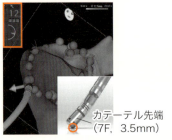

図1 ● コンタクトフォースカテーテル
心筋表面とカテーテル先端との間で生じる接触圧（〇）が数値として表示される（☐）．
画像提供：ジョンソン・エンド・ジョンソン株式会社バイオセンスウェブスター事業部

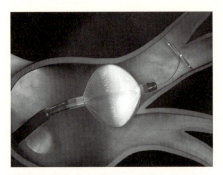

図2 ● クライオバルーンカテーテルによるアブレーション
肺静脈入口部と接触しているバルーン表面の心筋冷凍凝固（-50度）を行う．
画像提供：日本メドトロニック株式会社

　非発作AF患者に対する現時点でのアプローチはどうするか，という点については，私見ではありますが，アブレーションで洞調律を維持できそうな患者を選択してアブレーションを行う，ということになると思います．

　心エコー，造影MRI等を用いての諸測定項目が術後洞調律維持の予測因子になりうる，という報告が散見されますが，いずれも左心房内の細動基質の程度・広がりがアブレーションの治療成績と強く関連していることを示しています．すべての患者にMRIを，というわけにはいかないでしょうから，これまでの諸報告を参考に手軽に施行可能な心臓エコー所見を用いて「3・4・5の法則」（AF罹患期間＜3年，左心房容積＜40mL/m^2，左心房径＜50mm）に合致する患者はアブレーションの恩恵が期待できる，と考えています．AF持続期間が短く，左心房内細動基質の広がりが顕著でない患者がよい適応，という従来どおりの考え方に留まらざるをえませんが選別は大事です！

文献

1) Haïssaguerre M, et al：Spontaneous initiation of atrial fibrillation by ectopic beats originating in the pulmonary veins. N Engl J Med. 339：659-666, 1998
2) Tilz RR, et al：Catheter ablation of long-standing persistent atrial fibrillation：5-year outcomes of the Hamburg Sequential Ablation Strategy. J Am Coll Cardiol. 60：1921-1929, 2012

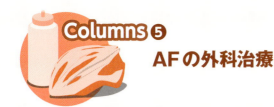

Columns ❺
AFの外科治療

白神幸太郎

　AFを外科的に治療する試みはCoxによって考案され，1987年よりメイズ手術として臨床応用されています[1]．これはAFの原因となっているマクロリエントリーをすべて遮断し，洞結節から房室結節まで唯一の通路が残され，しかも心房のすべての部位で興奮は伝播する，心房内にいわば迷路（maze）をつくる手術です．図1に示すように心房内のマクロリエントリーをブロックして一方向に刺激を誘導する原理です．メイズ原法では，電気的な遮断は心房壁を切開して再縫合するという物理的な手段で行われ，出血が増える，手術が長時間かかるといったリスクが無視できませんでした．このためより安全・確実に電気的ブロックがつくれないか，より効果的なブロックラインはないかという2つの面で改良が加えられ，現在では広く行われるようになりました．

　電気的ブロックは，心房壁の切開と再縫合，冷凍凝固（クライオアブレーション），高周波焼灼（radiofrequency ablation）という3つの方法で作成できます．現在では高周波焼灼デバイスを用いることが多く，双極性のクランプ型と単極性のペン型のデバイスが使用可能です．クランプ型では，クランプで組織を挟み，クランプの間に高周波電流を通電してコンダクタンスをモニターしながら焼灼します．ペン型は解剖学的にクランプ型が使用できない部位に使用します．これらのデバイスによって短時間で確実なブロックライン作成が可能となりました．

　手術のポイントは，肺静脈の電気的隔離，左心耳の閉鎖あるいは切除，房室弁輪におけるマクロリエントリー形成予防の3点です．これらをすべて行うメイズ手術を図

1）心房内のマクロリエントリー　2）ブロックラインを形成（メイズ手術）　3）洞結節から房室結節へ1つの伝導路のみ残る

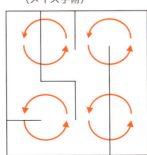
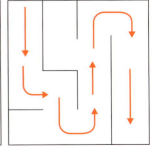

図1 ● メイズ手術の原理

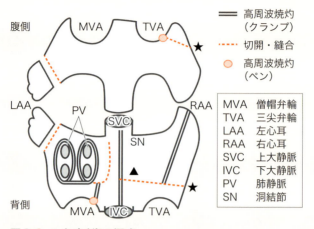

図2 ● メイズ手術の概略
心房を背側と腹側に展開した図．▲から心房中隔卵円窩に高周波焼灼を追加．★は連続した切開線．

2に示しました．多くの部分を高周波アブレーションで行い，切開線は通常の僧帽弁手術とほとんど変わらない手術です．僧帽弁輪（MVA），三尖弁輪（TVA）を確実に焼灼しないとリエントリー回路を残し術後に心房粗動を生じる原因となります．

AFの外科手術適応は，ガイドライン上，①僧帽弁疾患に合併したAFで僧帽弁に対する心臓手術を行う場合（クラスⅠ），②器質的心疾患に対して心臓手術を行う場合，③血栓溶解療法抵抗性の左房内血栓症の合併あるいは適切な抗凝固療法にも拘わらず左房内血栓に起因する塞栓症の既往を有する場合，④カテーテルアブレーションの不成功あるいは再発例（クラスⅡa）と考えられています[2]．これらをふまえ，メイズ手術，左房のみ切開する左房メイズ手術，左房も切開しない肺静脈隔離術など，症例に応じて術式を選択します．最近では胸腔鏡下に肺静脈隔離術，左心耳切除を行う手術が注目されています[3]．

日本では，メイズ手術の90％以上が弁膜症手術に併施され，手術死亡率は1.0％です[4]．特に僧帽弁手術に併施した場合，術後脳梗塞発症率の低下が多くの研究で報告されています．最近の報告では，僧帽弁手術にメイズ手術を行うか否かで手術リスクに差はなく，洞調律復帰率は明らかに改善することが示されています[5]．術式によるばらつきはあるものの，適切な症例に施行されれば70〜90％の症例ではメイズ手術によって洞調律に復帰することが期待できます．

AFに対する外科治療は，デバイスの進歩とともに術式も日進月歩であり，より効果

的で安全な手術が開発されると思われます．しかし本質的には長期間にわたるフォローアップを要する疾患であり，そのなかで外科手術がどのタイミングで，どのようなインパクトを与えるか，循環器内科医と心臓外科医の緊密な連携が必須であると考えます．

文献

1) Cox JL, et al：The surgical treatment of atrial fibrillation. III. Development of a definitive surgical procedure. J Thorac Cardiovasc Surg, 101：569-583, 1991
2)「循環器病の診断と治療に関するガイドライン（2010年度合同研究班報告）　不整脈の非薬物療法ガイドライン2006年度改訂版」（合同研究班参加学会), 2011
3) Ohtsuka T, et al：Thoracoscopic stand-alone left atrial appendectomy for thromboembolism prevention in nonvalvular atrial fibrillation. J Am Coll Cardiol, 62：103-107, 2013
4) Masuda M, et al：Thoracic and cardiovascular surgery in Japan during 2014：Annual report by The Japanese Association for Thoracic Surgery. Gen Thorac Cardiovasc Surg, 64：665-697, 2016
5) Gillinov AM, et al：Surgical ablation of atrial fibrillation during mitral-valve surgery. N Engl J Med, 372：1399-1409, 2015

第4章 症状を緩和する

Lesson 2 レートコントロール

小川 尚

ココが全力ポイント！

① まずはレートコントロールを試してみる！
② 安静時心拍数 110/分未満を目標に！
③ 低左心機能例には非ジヒドロピリジン系Ca阻害薬を使わない！
④ ジギタリスは第2選択，血中濃度に気をつけて！

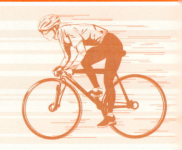

1 レートコントロールか？ リズムコントロールか？

1) 大規模ランダム試験とメタ解析から

　AF患者の治療戦略として**レートコントロール**なのかリズムコントロールなのか，という議論は長きにわたり続いているテーマです．1991年 CAST1試験で陳旧性心筋梗塞患者の心室性不整脈抑制するために，I群抗不整脈薬を投与した群が予後不良であることが示されました．そのため，抗不整脈薬による不整脈の治療が必ずしもよい結果を導くわけではないと思われるようになりました．それでもAFにおいて洞調律維持の方が優れていると盲目的に信仰されていたのですが，**AFFIRM試験**[1]が2002年に発表され，わずかながらレートコントロール群の方が死亡率が低い傾向を示し，薬剤有害事象による入院がリズムコントロール群に多かったと報告しております（図1）．2000年代前半にレートコントロール対リズムコントロールのランダム化比較試験（RCT）が次々と報告されていますが，De Denusら[2]が2005年にメタ解析を行い，全死亡と虚血性脳梗塞のエンドポイ

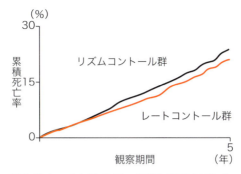

図1 ● レートコントロール群とリズムコントロール群における全死亡率（AFFIRM試験）
文献1を参考に作成

トでレートコントロール群とリズムコントロール群に統計学的な差はなかったと発表しました．AFの頻拍が症状や心不全の原因となるため，心拍数を低下させることはたいへん重要です．大規模臨床試験から脳塞栓症は抗凝固療法で予防し，心不全は心拍数を調整することで，洞調律維持にこだわらなくても十分に治療できるということがわかりました．

2) わが国と伏見AFレジストリのデータから

　第4章-1の図2には伏見AFレジストリにおいて登録時のレートコントロール・リズムコントロール治療の割合を示しています．どちらの治療も併用している患者は意外に多いことがわかりますが，実際発作性AFの患者にレートコントロール薬を定期的に投与しても，AFの発作時には頻拍が十分に抑えきれないことがあり，J-RHYTHM試験では発作性AFにおいてリズムコントロールの方が患者のQOLが高かったと示されています．逆に普段抗不整脈薬を投与してリズムコントロールを行っていてもAFの発作が起きたときにはレートコントロール薬で症状を緩和するだけでもうまくいくことがあります．あまりどちらかにこだわることなく，互いの治療戦略のいいところを引き出して，患者の症状を抑えて質の高い生活を送ってもらえるように心がけたいものです．

2 レートコントロールの目標

1) 心拍数の目標値

　実際にはレートコントロール治療において最適な心拍数というのは，あまりはっきりと決まっていません．以前は経験的に安静時心拍数60〜80/分，運動時90〜110/分が目標心拍数として推奨されていました．しかし，2010年RACE Ⅱ試験の結果が発表され，現在のガイドラインは本試験の結果をもとに安静時110/分未満にコントロールするよう推奨しています．

2) 目標心拍数のエビデンス

　RACE Ⅱ試験[3]は安静時心拍数110/分未満のみを目標としたゆるやかなコントロール群と，ホルター心電図も定期的に行い安静時80/分未満・運動時110/分未満を目標にした厳格なコントロール群の2群に無作為に割り付け，臨床イベントを比較した試験です（図2）．この試験の結果はゆるやかなコントロール群の方が臨床イベントの発生が少なかったことが示され，むしろ薬剤の使用数やペースメーカー植込みが少なかったことが明らかになりました．ただし，活動的な患者では運動時に心拍数が急激に上昇して症状が出現することがあり，そのような

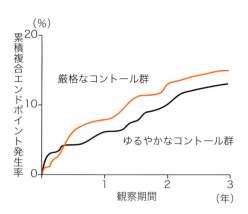

図2 ● ゆるやかなコントロール群と厳格なコントロール群における複合エンドポイント発生率（RACE Ⅱ試験）
文献3を参考に作成

場合は運動時の心拍数抑制のためβ遮断薬をしっかり用いて心拍数調整を行うと症状や運動耐容能もよくなります．症状に応じて目標心拍数を臨機応変に設定することが肝心ですが，徐脈には十分気をつけましょう．

3 レートコントロールで用いられる薬剤

レートコントロール治療では**表1**に示したように，**β遮断薬・非ジヒドロピリジン系Ca拮抗薬・ジギタリス**が主に用いられます．β遮断薬は交感神経系を抑制し，Ca拮抗薬はCaチャネルを阻害することで房室伝導を抑制し，心拍数を低下させます．ジギタリスは副交感神経系を亢進させ房室伝導を抑制することで，心拍数を低下させます．そのためにジギタリスは運動時のような交感神経が活性化した状況では心拍数抑制効果が低いといわれています．**アンカロン®**はⅢ群抗不整脈薬ですので，主にはリズムコントロール薬として用いられますが（第4

表1 ● レートコントロール治療で用いられる薬剤

	一般名（商品名）	静脈投与量	内服投与量	補足
β遮断薬	ビソプロロール（メインテート®）	なし	1回2.5～5mg，1日1回（高齢者・低左心機能例は0.625mgから）	β1選択性 徐拍効果が高い 喘息慎重投与
	カルベジロール（アーチスト®）	なし	1回2.5～10mg，1日1～2回（高齢者・低左心機能例は1.25mgから）	β1非選択性 喘息禁忌
	ランジオロール（オノアクト®）	1～10μg/kg/分	なし	超短期作用型 持続静注で使用
非ジヒドロピリジン系Ca拮抗薬	ベラパミル（ワソラン®）	2.5～5mg 5分以上かけて静注	1回40～80mg，1日3回	低左心機能例やうっ血時には使用不可
	ジルチアゼム（ヘルベッサー®）	5～10mg 3分以上かけて静注	錠剤 1回30～60mg，1日3回 Rカプセル 1回100～200mg，1日1回	低左心機能例やうっ血時には使用不可
ジギタリス	ジゴキシン（ジゴキシン®，ジゴシン®）	0.25mgを2～4時間おきに静注24時間で1.0～2.0mgまで	1回0.0625～0.25mg，1日1回	腎機能低下例には減量し血中濃度に留意 WPW症候群・閉塞性肥大型心筋症には禁忌
その他	アミオダロン（アンカロン®）	125mgを10分かけて静注	1回100～200mg，1日1回	静注は保険適応外

章-1 表2），さまざまなイオンチャネルを抑制しβ遮断薬の作用もあるため，心拍数を低下させレートコントロールの効果も期待できます．

④ レートコントロール薬の使い分け

まずは症例の心機能や心不全の状況を確認しましょう．

1）左室収縮能が低下している場合

非ジヒドロピリジン系Ca拮抗薬は用いてはいけません．EF40％未満の低左心機能ではジルチアゼム投与群の方がプラセボ群より心不全の悪化が多かったことが報告されており[4]，陰性変力作用から低左心機能例では循環動態がさらに悪化するおそれがあります．その場合，**β遮断薬**を少量から慎重に用いていきます．

心不全増悪の急性期ですぐに心拍数を下げたい場合は**オノアクト®**の持続静注が適しています．オノアクト®は半減期が約4分と非常に短いため，血圧低下・心拍数が過剰に抑制されているときには中止することで薬剤の効果はすみやかに消失します．心拍数・血圧の連続モニターができる状況での慎重な投与が必要です．

慢性安定期の場合は内服薬を用いますが，β遮断薬は**メインテート®**もしくは**アーチスト®**が慢性心不全のエビデンスもあり，低用量の剤型もあるため使いやすいと思います．少量より開始し経過をみながら徐々に漸増して，目標心拍数をめざします．β遮断薬を用いても十分なレートコントロールが得られない場合はジギタリスを追加することを考慮します．

2）左室収縮能に問題がない場合

EF40％以上あり左室収縮能に大きな問題がなければ，**非ジヒドロピリジン系Ca拮抗薬**も選択肢に入ります．2014年にKotechaらが心不全を合併しているAF患者に対してβ遮断薬を投与してもプラセボと比較して全死亡は減少しないメタ解析を報告しました[5]．この結果から，EFが保たれている患者に対してはβ遮断薬でも非ジヒドロピリジン系Ca拮抗薬のどちらを第一選択として用いてもよいと考えられております．単剤で目標心拍数に達しないときは，レートコン

トロール薬を2剤または3剤併用していきます．

　伏見AFレジストリにおける登録時のレートコントロール薬の内訳を図3に示しました．β遮断薬が最も多く用いられており，併用も含め約3分の2の割合を占めています．非ジヒドロピリジン系Ca拮抗薬とジギタリスはそれぞれ約4分の1に投与されており，3剤併用はわずか1.4％だけでした．ほとんどのケースは単独使用でレートコントロールされていますが，14.0％の患者でレートコントロール薬が併用されており過剰な心拍数の抑制に注意が必要です．

5 ジギタリスの立ち位置

　ジギタリスは歴史の長い薬物で18世紀の頃から心不全治療薬として用いられてきました．洞調律の心不全ではプラセボと比較して全死亡は減少させないものの，心不全入院を減少させることが示され，有効性が確認されています．AFFIRM試験のサブ解析や観察研究で，ジギタリスを使用していた患者は使用していない患者に比べ死亡率が高かったことが報告されました．しかし，AF患者に対するジギタリスのRCTがなく，観察研究ではジギタリスは重症心不全に用いられるため処方バイアスがかかっており解釈が難しいです．メタ解析では死亡率にジギタリスは影響を及ぼしておらず，わずかに心不全入院を減少させると報告されています[6]．

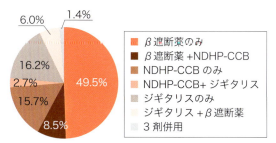

図3 ● 登録時のレートコントロール薬の内訳（伏見AFレジストリより）

NDHP-CCB：非ジヒドロピリジン系Ca拮抗薬

ジギタリスは血中濃度の治療域が狭く，眼症状や催不整脈作用，食欲低下などの副作用があり，**血中濃度**のモニターが必要です．ジゴキシン®は腎排泄ですので，高齢者や腎機能低下している患者には注意が必要で，0.125mg/日（ハーフジゴキシンの用量）を超える投与を避けるべきです．血中濃度が上昇するとジギタリス中毒となりますが，薬剤相互作用によっても中毒となる例が報告されているため，ポリファーマシーの場合は使用しない方がいいでしょう．さらには，ジギタリスはやってはいけないことが非常に多く，発作性AFに対してジギタリス単剤でレートコントロール薬として投与するのは避けるべきですし，ジギタリス中毒のときに電気的除細動を行うと心室細動になるので禁忌です．

　こういったことからジギタリスはだんだん第一選択から外れていきましたが，左心機能低下を伴った心不全合併AFのレートコントロールとしてはまだまだ第二選択として用いることがありますので，処方時の注意点をよく知っておくことが大事だと思います．

⑥ どうしてもコントロールできないときは…

　これらのレートコントロール薬を全力で投与しても心拍数が目標に達しない，症状がよくならない，ということはありえます．そのようなときはまずは頻拍時の心電図を記録するよう心がけます．頻拍時の心電図をよくみると心房粗動や心房頻拍となっており，1：1伝導や2：1伝導で頻拍となっていることがあります．そんなときはむしろカテーテルアブレーションも含めリズムコントロール治療が適していますので，専門医に相談してみてください．そのような不整脈がなくてもリズムコントロールを試みるのはよい選択ですが，レートコントロールも期待してアンカロン®を投与するのは1つの手です．アンカロン®も眼症状や甲状腺機能低下症，間質性肺炎といった致命的な副作用が多くありますので，慎重な適応が必要ですが，薬物治療としては最後の切り札といえるでしょう．

　これだけのことを試みてもレートコントロールできないときは，最終手段としてペースメーカー植込みをしたうえで，**房室結節アブレーション**を行う方法もあります．心房高レートは完全房室ブロックが形成され心室に伝導しなくなり，かつペースメーカーで心室レートを調整します．EF 35％未満の低左心機能の場合

は両心室ペーシング（CRT）を選択します．まさに究極のレートコントロール治療ですが，デバイス感染を起こしたときに治療にきわめて難渋する懸念がありますので，気軽に行える治療法ではありません．

おわりに

AFに対するレートコントロール治療について基本から究極の方法まで概説しました．肝心なのは患者の症状を緩和して，質の高い生活を送ってもらうことです．レートコントロール・リズムコントロールのよいところをうまく組合わせて，患者に満足してもらえる治療を行うのに，本稿が役立つことを願っております．

文 献

1) Wyse DG, et al：A comparison of rate control and rhythm control in patients with atrial fibrillation. N Engl J Med, 347：1825-1833, 2002
2) de Denus S, et al：Rate vs rhythm control in patients with atrial fibrillation: a meta-analysis. Arch Intern Med, 165：258-262, 2005
3) Van Gelder IC, et al：Lenient versus strict rate control in patients with atrial fibrillation. N Engl J Med, 362：1363-1373, 2010
4) Goldstein RE, et al：Diltiazem increases late-onset congestive heart failure in postinfarction patients with early reduction in ejection fraction. The Adverse Experience Committee; and the Multicenter Diltiazem Postinfarction Research Group. Circulation, 83：52-60, 1991
5) Kotecha D, et al：Efficacy of β blockers in patients with heart failure plus atrial fibrillation: an individual-patient data meta-analysis. Lancet, 384：2235-2243, 2014
6) Ziff OJ, et al：Safety and efficacy of digoxin: systematic review and meta-analysis of observational and controlled trial data. BMJ, 351：h4451, 2015

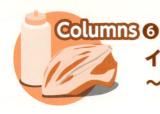

Columns ❻

イギリスからの手紙
〜日英のAF診療事情の違い〜

小川　尚

　筆者は2016年1月から半年間，イギリスのバーミンガムへAF研究の世界的権威であるLip教授のもとでAFの臨床研究を行うため留学していました．イギリスでは記念日にグリーティングカードを送りあう習慣が定着しており，グリーティングカード専門店もあちこちにあります．帰国直前の6月に京都医療センター循環器内科宛てに筆者がしたためた手紙を紹介します．

拝啓

　京都医療センター循環器内科の皆様，お元気にお過ごしでしょうか．イギリスはどんよりとした天気が続いて，たまに晴れたかと思っても突然雨が降り出してうんざりします．
　イギリスの医療制度は民間医療機関と公的医療機関に分かれています．公的医療機関はNHS（national health service）というイギリス政府が運営する国民保険サービスがあり，診察料は原則無料ですが，医薬品は1件につき約£7の薬剤処方料が請求されます．NHSでの医療を希望する人はまず，自分が在住する地域のGP（general practitioner：総合診療医）を決めて登録する必要があります．GPの診療所は混み合っていることが多く，待ち時間が非常に長いことが問題視されています．GPが診察を行い，専門医への紹介を判断します．患者は紹介状を持っていって，専門医のいるNHS病院で治療を受けることになります．AF患者でしたら循環器専門の外来に紹介されたりしますが，AF専門や抗凝固療法専門の外来もあります．
　日本ではワーファリンは1日何mgという感じで，1日あたりの投与量でコントロールしますが，イギリスやヨーロッパでは1週間何mgでコントロールすることもあるそうです．ワーファリンを使っている患者でしたら，外来ごとにTTRを毎回計算していますが，電子カルテで自動的に計算されるので便利です．
　また，あまりこちらではDOAC（direct oral anticoagulant）という略称は一般的ではなく，相変わらずNOAC（novel oral anticoagulant）とよばれています．イギリスではNOACの処方率は日本と比べて非常に低いのが特徴的です．NOACは高額な薬剤ですので，まずはワーファリンを使って，TTRが低い場合にNOACを用いるという流れになることが多いようです．
　イギリスは6月になってようやく25度ぐらいで，過ごしやすく気候もよくなってきています．京都はもう蒸し暑くなってますでしょうか，皆様もお体にお気をつけください．

敬具

第5章　連携して診る

Lesson 1　患者教育

赤尾昌治

ココが全力ポイント！

① 良好なAF管理には，良好な患者理解が必要！
② 良好な患者理解には，良好な疾患教育が必要！
③ オールマイティの疾患教育はない！

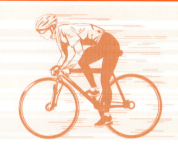

はじめに

　AFは慢性疾患であるがゆえに，治療を継続することが必須です．脳卒中予防に欠かせないのは，抗凝固薬を毎日飲み続けることです．しかしながら，AF患者が抗凝固薬をきちんと飲み続けることは，現実には容易なことではありません．

　なぜこのクスリを飲んでいるのか，なぜ飲み続けないといけないのか，そのモチベーションを維持するには，患者自身が，疾患や治療について，どのくらい理解できているかが重要です．実際，AF患者において，疾患・治療に対する知識が高い患者ほどアドヒアランスが高いこと[1]，**患者教育**によりアドヒアランスが向上することが示されています[2]．

1　患者理解の実態

　当科では，AFだけでなく，主な循環器疾患について，スタッフで分担して10〜20枚の当科独自のスライドを作成してiPadにインストールし，診察室で患者に供覧して，疾患説明を行っています．また，それを印刷してクリアファイルに入れて，待ち時間のあいだに患者が閲覧できるようにしています．

質問内容	正答率
Q1：心房細動の病名を正しく書ける	38.0 %
Q2：抗凝固薬の名前を正しく書ける	54.4 %
Q3：脳梗塞予防が目的であることを理解している	45.1 %
Q4：出血の副作用を理解している	26.2 %

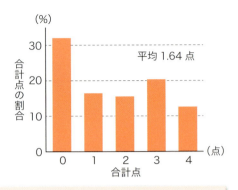

解釈

約3割の患者は疾患や治療についてほとんど理解できていないことがわかりました.

図1 ● 京都医療センター外来患者の疾患・治療理解度調査結果
平均年齢73.7歳,237例の患者のデータ

　われわれは,当科に通院している患者に,抜き打ちで図1の4項目に関するアンケートを行って,理解度調査を行いました.4点満点の平均点が1.6点,全体の3分の1の患者が0点,という結果でした.図2には年齢層別の成績を示しました.このデータをご覧になって,どのように感じられたでしょうか？当科では,同規模の医療機関の循環器内科に比べれば,前述のようなオリジナルの説明資材を作成するなど,比較的患者教育にチカラを入れていると思うのですが,それですらこの成績です.自分がかなり時間をかけて説明をして,だいぶ理解が得られたと思っていた患者でも,あまりに点数が悪くてショックを受けたケースもありました.

　Q3では,「脳梗塞」「血栓」と書けた人を正解としましたが,**血液サラサラ**の回答が多く,これは誤答としました.よく医師も薬剤師も,ワーファリンなどの抗凝固薬や,アスピリン,プラビックス®といった抗血小板薬を,「血液サラサラの薬」と患者に説明することが多いですが,カラダのすみずみまで血液の流れがよくなる健康によい薬,と勘違いされているケースがかなり多いです（**コラム7参照**）.

　Q4の正答率は30％を下回っていました.抗凝固薬は副作用のある薬ですから,ある程度のリスクを背負っているわけですが,そのリスクを自覚している患

第5章　連携して診る

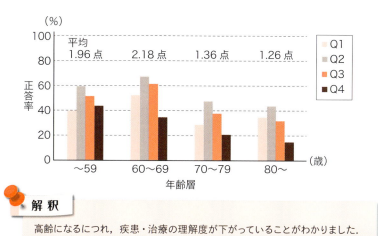

> **解釈**
> 高齢になるにつれ，疾患・治療の理解度が下がっていることがわかりました．

図2 ● 京都医療センター外来患者の疾患・治療理解度調査結果（年齢層別）

者があまりに少ないことは問題だと感じます．

2 患者教育における多職種連携の重要性

　世界で最新のAFガイドラインである2016 ESCガイドライン[3]では，"integrated AF management（統合的なAF管理）"のセクションが新設され，そのなかでも"patient involvement（患者の関与）"の重要性が強調されています（表1）．治療方針の決定において患者が中心的な役割を果たすこと，そのためには患者に正しい疾患・治療の情報を与えること，患者に自己管理のヤル気を起こさせること，生活習慣やリスク因子の管理に関して適切や教育を行い助言することが重要であると記載されています．また，さまざまな多職種が協力して，あらゆる側面から患者を支援すること（**AF heart team**）の重要性が強調されました．従来の，医師が外来診察室での限られた時間で患者に口頭で説明するだけのやり方には限界があります．こうした多職種による「**チーム医療**」は心不全の領域で盛んになってきていますが，AFにおいても同様なアプローチが今後さらに活発になるものと思います．英国などでは，抗凝固薬の管理に特化したAnticoagulation clinicがあって，専門知識をもった看護師や薬剤師が中心となって患者教育や処方管理を行っており，うまく機能しているそうです．

165

表1 ● 統合的な AF 管理

	患者の関与	多職種のチーム	技術ツール	治療選択肢の提供
最終目標	患者が充分な情報を得て，治療に参加し，決定権をもつこと	多職種のAF治療チームが一緒に働くこと	治療チームの方針を支えるナビゲーションシステムを構築すること	AF heart teamが最適の治療を提供すること
内容	・治療での中心的役割 ・患者教育 ・自己管理の奨励 ・生活習慣，リスク管理のアドバイスと教育 ・意思決定を共有	・医師（総合医，循環器・脳卒中・AF専門医，外科医）とコメディカルの協力 ・コミュニケーションスキル，教育，経験がバランスよく組み合わさっていること	・AFに関する情報提供 ・方針決定のサポート ・チェックリストとコミュニケーションツール ・治療のアドヒアランスと効果についてのモニタリング	・生活習慣改善のサポート ・抗凝固療法 ・レートコントロール ・抗不整脈薬 ・カテーテル治療と外科治療の介入（アブレーション，左心耳閉鎖デバイス，外科手術，ほか）

文献3を参考に作成

おわりに

　ここまで患者教育の重要性を述べてきましたが，患者の疾患理解が向上することが本当にアウトカムの改善にまでつながるかは，じつは確たるエビデンスはありません．全体の3分の1の患者は，ほとんど疾患や治療に関して何も知らない状態で治療を受けている，高齢になればなるほど教育効果が薄れる，という点を考えると，どこまで教育に時間とコストをかければいいのか悩ましいところです．もともと患者の理解度やヤル気には大きな個人差があるわけですから，画一的な教育法にはおのずと限界があり，それが教育の難しいところでもあります．

文献

1) Wang Y, et al：Knowledge, satisfaction, and concerns regarding warfarin therapy and their association with warfarin adherence and anticoagulation control. Thromb Res, 133：550-554, 2014
2) Clarkesmith DE, et al：Educational intervention improves anticoagulation control in atrial fibrillation patients: the TREAT randomised trial. PLoS One, 8：e74037, 2013
3) Kirchhof P et al. 2016 ESC Guidelines for the management of atrial fibrillation developed in collaboration with EACTS. Eur Heart J, 37：2893-2962, 2016

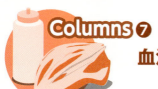

Columns ❼ 血液サラサラは健康の証？

赤尾昌治

1)"血液サラサラ"の由来

「血液サラサラ」，今では誰もが知っているフレーズですが，発端はNHKの「ためしてガッテン！」だそうです．1999年に同番組がはじめてとり上げて以来，それに関する健康本や料理本も多数出版され，すっかり普及しました．「血液サラサラ」とは，血液の流動性が高い状態をあらわす表現で，この逆の「ドロドロ」な状態だと血管に詰まりやすくて脳梗塞や心筋梗塞を起こしやすい，というようなイメージでしょう．この客観的裏付けとして，人工の毛細血管モデルによる血流を観測する機器を用いての実験映像が，テレビでもよく紹介されていました．しかし，このモデルの流動性データは，実験条件によって結果を操作することも可能で，血栓症の発症との関係は科学的には実証されていません．そして，悪徳商法業者が，胡散臭いデータをもとに，「血液サラサラ」を謳った健康器具や健康食品を販売し，多額の被害と逮捕者を出した，という問題も引き起こしました．

2) 抗凝固薬は"血液サラサラ"の薬??

ワーファリンなどの抗凝固薬を「血液サラサラの薬」と表現する医師や薬剤師は少なくありませんが，前述の「血液サラサラ」の表現とは全く意味合いが異なります．抗凝固薬は，血管外や異物表面での血液凝固を抑制しますが，血管内における血液の流動性とは無関係です．しかしながら，血液サラサラ＝健康，という図式から，患者の内服意欲を高める効果があるために，今でもこの表現が広く用いられています．便利な表現ですが，誤解を生む原因ともなります．「血液サラサラ」で，「からだのなかの血液の流れがスムーズになる」と，ほとんど健康食品と勘違いしている患者が多いことに，改めて驚きます．「きのうは汗をかいて血液がドロドロになったので，いつもよりワーファリンを1錠多くのみました」という患者がおられ，背筋が寒くなる思いでした．

そういった経験もふまえて，私自身は，抗凝固薬は「脳梗塞の予防薬」という表現を用いることにしています．治療を受ける患者の心理的抵抗感や不安感をとってあげることは，医療者の大切な役割であると思いますが，実態とかけ離れた表現を用いることは慎むべきであろうと思います．

第5章 連携して診る

Lesson 2 服薬アドヒアランス

赤尾昌治

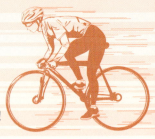

ココが全力ポイント！

① アドヒアランスの評価は難しい！
② アドヒアランス不良を見つけることも難しい！
③ アドヒアランスをよくすることも難しい！
④ アドヒアランスをよくする方法は，患者によって千差万別！

はじめに

アドヒアランスとは，「患者が積極的に治療方針の決定に参加し，その決定に従って治療を受けること」と定義されますが，狭義では服薬のことを指し，医師の処方どおりに内服が遵守されていることを意味します．

もう10年以上前の論文ですが，2005年のNew England Journal of Medicineに有名な総説論文があり，その内容はいまだに色褪せていません[1]．その冒頭で，

"Drugs don't work in patients who don't take them."

という米国の有名な外科医（レーガン政権で軍医総監をつとめられたKoop医師）の言葉が紹介されています．

従来は「コンプライアンス」と言われましたが，これは医療者の命令に患者がどのくらい従うか，という上から目線の用語でした．現在では，患者がどのくらい医療者の提案に賛成するか，という患者中心の目線から，「アドヒアランス」という用語が主流になりました．

1 アドヒアランスの評価法

評価法としては，大きく直接法と間接法に分かれます．いずれにも一長一短があり，ゴールデンスタンダードとなる方法はありません（**表1**）．

直接法は，確実で信頼できますが，手間やコストがかかります．**間接法**は，簡便に評価ができますが，正確性に欠け，実際よりも過大評価しがちになります．自己申告では，患者は現実を隠し，医師には「いい顔」を見せようとします．残薬や処方日数が正確にわかったとしても，服用のタイミングや，忘れていた分をまとめて数回分服用する，などの詳細はわかりませんし，患者が薬を捨てていてもわかりません．

2 アドヒアランスに影響する要因

NEJMの総説で述べられている，アドヒアランスの**阻害要因**をもとに，抗凝固療法（特にDOAC）のアドヒアランスに影響する要因をまとめました（**表2**）．

アドヒアランスの阻害要因は複合的です．必ずしも患者だけのせいではなく，処方している医師自身（あるいは医療システム）や，薬剤そのものの要因もあり

表1 ● アドヒアランスの評価法：直接法と間接法

直接法	間接法	
・服用している様子を直接観察する ・薬物やその代謝物の血中濃度を測る	アンケート，服薬日記，自己申告	MMAS（Morisky Medication Adherence Scale）など
	ピルカウント（残薬確認）	MPR（Medication Possession Ratio）など
	処方日数カウント	PDC（Proportion of Days Covered）など
	electronic medication monitors	服用したらシグナルを発する電子デバイスなど

表2 ● 抗凝固薬のアドヒアランスに影響する要因

患者側の要因	医療者側の要因	薬剤の要因
・疾患や治療に対する理解度 ・併存疾患（特に認知症） ・社会的背景 （家族背景，収入，介護）	・患者とのコミュニケーション ・連携施設間で治療方針が一致しているか	・副作用 ・服用しやすさ （服用回数，薬剤の形状） ・治療にかかる費用

ます.また,各要因のウェイトは患者ごとに千差万別です.

③ 抗凝固薬のアドヒアランス

　抗凝固薬は予防薬ですから,服用しなかったからといって患者がたちまち困るわけではなく,アドヒアランスの維持が課題になります.抗凝固薬(ワーファリン)を処方されたAF患者の4人に1人が1年以内に服薬を中止していること[2],約2～3割の患者は決められた通りにきちんと飲んでいないこと[3]が報告されています.

　この理由としては,①患者が脳卒中のリスク・予防の大事さを十分に理解していないこと,②出血などの副作用は目に見える一方で,脳卒中の予防効果は実感しづらいこと,③定期的な血液検査の必要性や他の薬・食事との相互作用に注意するといったワーファリン療法の煩雑さ,などが考えられます.③については,DOACが登場したことにより解決が期待されますが,DOACは効果が切れるのがワーファリンより早いため,服薬を継続することの重要性はさらに増したともいえます.

　DOACのアドヒアランスに関しては,まだデータがかなり限られていますが,カナダでの抗凝固薬服用中の500人の患者で,アドヒアランス良好(MMAS 0点)の症例が,ワーファリンで56.2%,DOACで57.1%と報告されています[4].米国のVA病院でプラザキサ®を処方された5,376例のうち,アドヒアランス良好(PDCが80%以上)の症例は72%でした[5].また,ドイツの開業医でDOACを処方された7,265例では,アドヒアランス良好(MPRが80%以上)の症例はプラザキサ®で49.5%,イグザレルト®で61.4%とのデータが示されています[6].PDCは,観察期間のうち処方が出されている日数の割合を示します.これが80%ということは1年間のうち2カ月分処方がなくてもOKという甘々の基準で,それですら72%しかいないということです.処方されたが服用せずに自宅で残薬となっているケースは考慮されていませんから,実際のアドヒアランスはもっと悪い,ということになります.

アドヒアランス向上に向けて

　まずは**アドヒアランス不良**であることを見つけることが重要です．これは意外に簡単なことではありません．高齢者は永年の経験の蓄積から，うまくその場の会話を成立させる術を会得しており，一見理解力もよくアドヒアランスも良好であるように見えても，実際にはそうでないということは，日常からよく経験します．ご本人だけでは服薬管理が難しい場合，家族の協力が得られればよいですが，そういうケースはむしろ少数派です．

　また，多くの場合，高齢者は多数の併用薬剤があります．10種類以上の内服薬を，100％間違えずに毎日内服することは，若年者にとっても至難であろうと思います．また，日々の体調や自己流の解釈によって，薬を取捨選択して内服している，というケースもわれわれの想像以上に多いと思います．

　アドヒアランス向上のための4つのポイントがNEJMの総説でも示されています．これにAFの脳梗塞予防のためのDOAC服用を想定して，少し具体的に提案してみました．

1）education（患者教育）

　疾患や治療についてのわかりやすい説明を心がけましょう．既存のパンフレットや，ホームページの患者説明用の図表を用いるのもよいと思います．DOACメーカー各社が，いろいろな資材をつくってくれています．

2）dosing schedule（投薬の工夫）

　できるだけ処方を簡略化しましょう．ピルケースや服薬カレンダーの活用，一包化にする，など患者に応じて工夫しましょう．DOACの副作用を減らすためにも，ポリファーマシーにならないように留意しましょう．

3）clinic schedule（通院の工夫）

　受診間隔・待ち時間・通院時間などにも配慮しましょう．3カ月に1回の受診であったり，診察待ち時間が2時間，通院に2時間かかる，駐車場がなかなか入れない，検査の待ち時間が長い，薬局の待ち時間が長い，というような状況では，治療継続のモチベーションが低下します．

4) enhancing communication（コミュニケーションの強化）

これには，一人ひとりの患者に，ある程度の診察時間を割くことが重要だろうと思います．雑談も含めて，患者や家族とともに過ごす時間をとることが，**信頼関係**を築く第一歩だと思います．医師だけなく，多職種がかかわることで，より信頼関係が構築でき，コミュニケーションを促進することになると思います．

おわりに

アドヒアランス不良は珍しいことではなく，治療効果の減弱，病状の悪化，医療コストの増大，といった結果を招きます．その原因は複合的であり，患者によって異なり，したがって改善する方法も千差万別です．患者が悪いと決めつけて服薬遵守を押しつけるのではなく，いろいろな問題点を考慮して一緒に解決策を探る，これが「**アドヒアランス**」という考え方の本質だろうと思います．

文 献

1) Osterberg L & Blaschke T：Adherence to medication. N Engl J Med, 353：487-497, 2005
2) Fang MC, et al：Warfarin discontinuation after starting warfarin for atrial fibrillation. Circ Cardiovasc Qual Outcomes, 3：624-631, 2010
3) Parker CS, et al：Adherence to warfarin assessed by electronic pill caps, clinician assessment, and patient reports: results from the IN-RANGE study. J Gen Intern Med, 22：1254-1259, 2007
4) Castellucci LA, et al：Self-reported adherence to anticoagulation and its determinants using the Morisky medication adherence scale. Thromb Res, 136：727-731, 2015
5) Shore S, et al：Adherence to dabigatran therapy and longitudinal patient outcomes: insights from the veterans health administration. Am Heart J, 167：810-817, 2014
6) Beyer-Westendorf J, et al：Real-world persistence and adherence to oral anticoagulation for stroke risk reduction in patients with atrial fibrillation. Europace, 18：1150-1157, 2016

第5章　連携して診る

Lesson 3　連携手帳

赤尾昌治

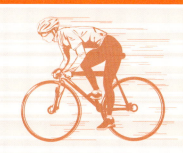

ココが全力ポイント！

① 患者を中心に，多職種が連携！
② 連携には，情報共有が必須！
③ 情報共有のため，連携手帳を導入！
④ 連携で，アウトカム向上をめざす！

1　連携の意義と，実際の流れ

　AFに関して，「地域連携」，「医療連携」が重要視されるようになってきました．なぜ今，「**連携**」なのか，この背景としてはAFの患者数が多い，ということに尽きるだろうと思います．伏見AFレジストリの登録患者は，2016年12月時点で5,000人あまりですが，それに対して伏見区の日本循環器学会認定専門医はおそらく20名前後です．この患者数を専門医がすべてカバーするのは物理的に無理ですので，非専門医の先生との役割分担・連携がどうしても必要になります．しかしながら，この状況自体は，以前と変わったわけではありません．実際に非専門医の先生がAF患者を外来フォローしているケースは以前から多くありました．最近になって，AFに関する治療の選択肢が増えた，使いにくかったワーファリンにとって代わってDOACが登場して，非専門医であっても管理しやすくなったという背景で，「連携」がクローズアップされるようになった，ということだろうと思います．

　伏見区では，伏見AFレジストリの組織を母体として，以下の **1）〜3）** のよ

173

うな連携をめざしています．このように，1人の患者に複数の医師がかかわる，ということは，患者安全の観点からも，とても大事なことだと思います．

1）まずは循環器専門医が評価

　はじめてAFが見つかった症例はもちろんのこと，今までフォローされていた症例でも，一度は専門医を受診してもらいます．一次予防患者の場合，これまで長いあいだ脳梗塞を起こさずに経過していたわけですから，抗凝固薬の開始に緊急性はありません．初回の外来では，まずは「心房細動」の病名を憶えてもらうことと，「脳梗塞の危険」について知ってもらうことにとどめます．特に高齢者の場合，初回で多くのことを一度に説明しても，ほぼ患者の記憶には残りません．数回の外来の診療の間に，疾患に関する情報を提供して患者教育を進めながら，以下を平行して進めていきます．

- 全身状態を評価（採血，心エコー）
  特に肝機能，腎機能（クレアチニンクリアランスを計算する），貧血の有無，凝固系の検査値の確認．出血既往の確認．
- お薬手帳の確認
  併用薬の確認と整理をすすめます．特に他科や他院から処方されている抗血栓薬（特に抗血小板薬）に注意してください．比較的重要性の低いものであれば，処方元にも確認のうえで中止を考慮します．
- 自宅血圧の測定
  必ずノートに血圧値を記入してもらい，外来で確認して患者にフィードバックします．血圧ノートにどのくらい記載できているかで，患者の治療意欲や服薬アドヒアランスをある程度客観的に評価できます．
- 患者の治療意欲をよく聞く
  本人だけでなく，家族とも共通認識を形成してください．
  併存症の評価，リスク評価，DOACの適応になるか，アブレーションや抗不整脈薬の適応はどうか，を判断します．

　血圧が安定しており，他にも適格性に問題がないことを確認し，患者の合意が得られれば，DOACを開始します．DOACの有害事象はほぼ開始から3カ月の間

に集中して起こることを患者にも伝え，この「要注意期間」は専門医が慎重にフォローします（できれば2週ごと，長くとも1カ月ごと）．この間は毎月採血で，異常値がないか確認します．凝固系に極端な外れ値がないか，腎機能の悪化はみられないか，貧血の進行がないか（原因不明のヘモグロビン値の低下は意外に多い）に注意を払います．これで問題なければ，患者は専門医から「卒業」です．

2）かかりつけ医による投薬，生活指導

専門医から「卒業」された患者は，かかりつけ医のフォローに切り替え，治療を継続します．

かかりつけ医でのフォローの要点は，以下の3点です．

- しっかり血圧管理
  患者に自宅血圧測定を行ってもらい，血圧ノートをつけるよう指導してください．毎回の受診の際には血圧ノートを患者と一緒に見ながら，患者にフィードバックしてください．血圧管理が悪いと，せっかくのDOACの効果も台無しになってしまいます．
- 年に1〜2回の採血と生活指導
  特に腎機能や貧血の有無をチェックしてください．凝固系の数値（PT, APTT）も，極端な外れ値になっていないか注意してください．また，飲酒・喫煙・ストレスなどの生活指導を行ってください．
- 服薬意欲の維持
  DOACのような予防の薬は，患者は飲んでいるメリットを実感しづらいので，その意欲を維持するにはかかりつけ医と患者の信頼関係が必須だと思います．

3）定期的な専門医によるチェック

年に一回は専門医を受診してもらい，何か問題が起きていないか，治療方針の転換が必要ないかを再評価します．漫然と継続するのではなく，状況によってはそれまで継続していた抗凝固薬を「撤退」する可能性も考慮することもあります．

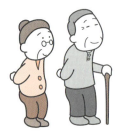
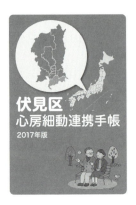
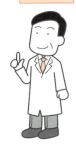

患者教育

医療連携

患者の疾患理解，自己管理に役立つ

診療情報を共有し，方針を意思統一

図1 ● 伏見区心房細動連携手帳
連携手帳は，公益社団法人日本脳卒中協会とバイエル薬品株式会社の共同事業である「心房細動による脳卒中を予防するプロジェクト」（呼称：TASK-AF：Take Action for StroKe prevention in Atrial Fibrillation）の活動の一部として企画・実施されました．
（ターギス株式会社作成）

2 連携手帳

　AFを適切に管理し，脳卒中の発症を防ぐためには，患者自身が治療の方針決定や継続に主体的にかかわり，患者を中心として医師・看護師・薬剤師といった多職種の医療従事者が連携をとることが重要だとするコンセプトを紹介してきました（**第5章-1**参照）．

　伏見区では，それを実行に移すための1つの手段として，「**伏見区心房細動連携手帳**」を作成し，これを診療の現場ですでに活用しています（**図1**）．連携手帳のキーコンセプトは，「**患者教育**」と「**医療連携**」です．この手帳は，以下の4つのパートからなり立っています．

(1) 患者教育
(2) 血圧手帳
(3) 連携パス
(4) おくすり手帳

　患者の基本情報のページをお示しします（**図2**）．ここで，AFの診療に必須の

第5章　連携して診る

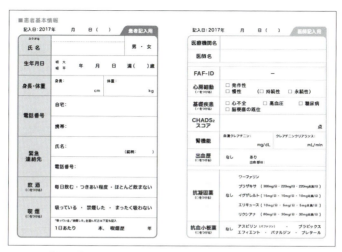

図2 ● 連携手帳の患者基本情報ページ

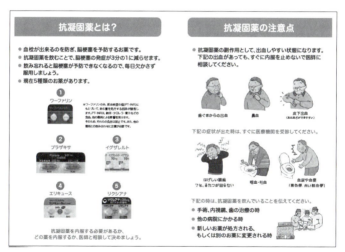

図3 ● 連携手帳の患者教育ページ

情報を医師が記入します．

1）患者教育

　患者が疾患や治療について正しい知識が得られるように，視覚的にわかりやすい内容となるように工夫しています（図3）．この内容は，**第5章-1**でも紹介し

177

■服薬・血圧測定カレンダー　［記入例］

20XX年 1月	日 4		月 5		火 6		水 7		木 8		金 9		土 10	
	朝	夕	朝	夕	朝	夕	朝	夕	朝	夕	朝	夕	朝	夕
服薬 内服したら○をつける	○	○	○	○	○	○	○	○	○	○	○	○	○	○
血圧 mmHg 収縮期／拡張期	148/90	135/80	123/86	138/75	140/88	138/80	145/80	140/75	135/75	138/80	140/85	142/88	135/84	127/75
脈拍	60 /分	65 /分	70 /分	65 /分	75 /分	70 /分	75 /分	71 /分	68 /分	66 /分	70 /分	64 /分	73 /分	68 /分
体重	60.5 kg		61.0 kg		60.5 kg		60.5 kg		60.0 kg		61.0 kg		60.5 kg	
出血 症状があれば記入する			PM8:00、歯磨き中に歯茎から少し血が出た。											
その他 動悸やむくみなど、気づいた症状を記入							朝の散歩中に少し胸がドキドキしたがすぐにおさまった。							

図4 ● 連携手帳の血圧手帳ページ

た，iPadの説明資料とも統一性をもたせて，診察室で説明した内容を，患者が自宅で復習できるように配慮しています．

2）血圧手帳

脳卒中の予防には，適切な血圧管理が不可欠です．自己管理の意識付けと，日常生活のなかでの行動変容を促す意味でも，患者には必ず自宅血圧を測定し，それを記録する習慣をつけてもらうようにしています．朝夜の血圧測定と記録，出血をはじめとする異常のメモ，服薬チェックの機能をもたせています（図4）．

3）連携パス

診療所のかかりつけ医と，病院の循環器専門医で，方針の食い違いがないように，また必要な診療情報をスムーズにやりとりできるように，診療所記入用と病院記入用でページを分けています（図5）．

4）おくすり手帳

薬局で交付されるシールを貼付できるようになっていて，薬局薬剤師が残薬チェックをして，処方医にフィードバックできるように工夫しています（図6）．

そして，連携手帳の裏表紙の見返し部分には，脳卒中の症状と，それが起きたときの連絡先を記載しています（図7）．

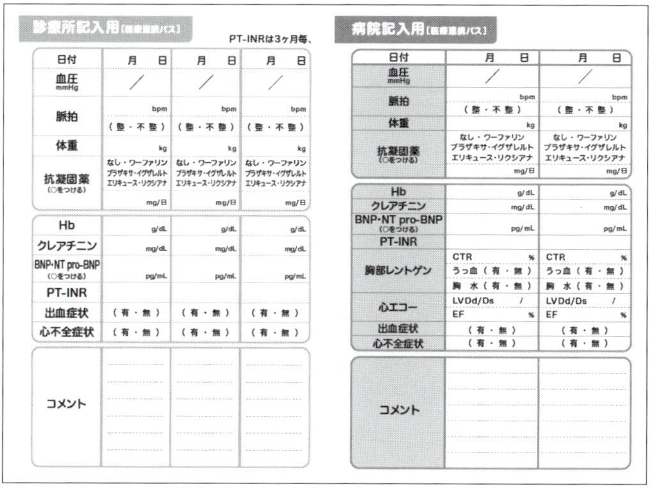

第5章 連携して診る

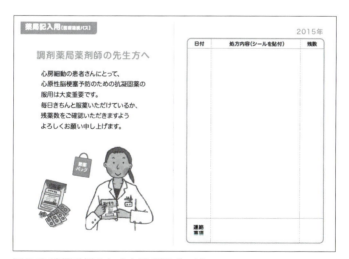

図5 ● 連携手帳の連携パスページ

図6 ● 連携手帳のおくすり手帳ページ

おわりに

　2016年から連携手帳の活用をはじめましたが，使いやすいと患者の評判は上々です．しかし，これで自己満足に終わってはいけません．連携手帳の導入で，患

者のアウトカム向上につながるかの評価が必須です．連携手帳導入後に，患者の理解度が向上し，アドヒアランスが向上し，最終的にアウトカムが向上する（脳梗塞を主とする有害事象が減る）かを，これから検証していきたいと考えています．

図7 ● 脳梗塞発症時の対応

最近，高齢者宅から残薬が大量に見つかる事例が目立っており，多種類の薬剤を処方されている（ポリファーマシー）ケースに多くみられます．残薬は，年間400億円を超えるとの試算もあり，厚生労働省も対策を打ちはじめています．各地でも，自主的な取り組みがはじまっており，福岡市薬剤師会では「節薬バッグ運動」を進めておられます．患者に，残薬を薬局にもち込んでもらうことで，節約につながることを意識させるうまいネーミングだと感心します．伏見区でも，福岡市薬剤師会のお許しを得て，図8のような節薬バッグを作成しました．

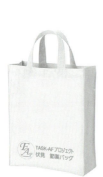
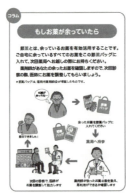

図8 ● 節薬バッグの取り組み

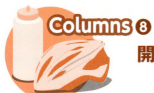

Columns ⑧ 開業医から見たAF診療

辻　光

　開業医の日常診療は，大病院に勤務していた頃に比較すれば不安定狭心症や重症心不全の患者が少なく，単調に思われることもあります．

　ただAF患者は慢性と持続性・発作性を合わせれば比較的多く，また自覚症状はなくても気にしなければならないことが多数あります．慢性AFの場合は若年性の孤立性AFを除けば，血圧のコントロール状態，心拍数と体重とを合わせ心不全増悪の有無や抗凝固薬の効き具合なども判断する必要があります．持続性および発作性AFの場合は，何らかの塞栓症リスクがあるため定期的に通院しているので，抗凝固薬を投与していない患者ほどAFの発作回数や持続時間を丁寧に問診し検査をする必要があります．ただこのような慎重な診察をすることで循環器専門医として仕事をしている自分を実感でき，内心楽しんでいます．特に動悸の自覚のある患者のホルター心電図でAF波形を見つけたときには，まさに循環器専門医の腕の見せどころと悦に入っております．塞栓症リスクの高いCHADS$_2$スコア高値の患者では，心原性脳塞栓発症前に発見できて安堵の気持ちも湧いてきます．このように循環器を専門とする開業医にとってAF診療は気をつかう部分も多いけれど，やりがいを感じることも多いと思います．

　勤務医時代と比べ，1人で診る高血圧患者数は多く，患者の通院期間もより長くなりました．さらに，気軽に受診できるため診察回数も多くなったので，無症状の発作性AFを発見する機会は明らかに多いと思います．伏見AFレジストリを含めた最近の知見で，高齢で無症状の発作性AF患者が心原性塞栓症を高頻度に合併することがわかってきており，AF患者の塞栓症発症予防に開業医の果たす役割は大きいと思います．循環器専門医は自院でホルター心電図や心エコーを実施して，その評価ができますが，専門でない先生方はできる限り検脈をしていただき，心電図で確認できなくても疑わしければ循環器専門医のいる病院に紹介していただくことが必要ではないでしょうか．

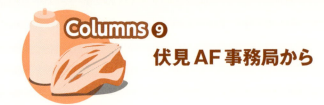
Columns ⑨ 伏見AF事務局から

AFの奥深さを感じて
三田村美紀

　伏見AFレジストリで開業医の先生方に多くの症例を登録していただいており，ご負担にならないよう登録のお手伝いをしています．普段お会いする機会のない先生とお話ができ，この研究を通してとても貴重な経験をしています．

　「心房細動」はなじみのない言葉でしたが，この研究が5年過ぎた今でも新規登録症例が増え続けていることに驚き，また一つひとつのデータから心房細動の奥深さを知り，日々やりがいを感じています．

　数ある研究のなかでも，伏見区地域の連携型であることや調査期間10年という長期間であることなど，心房細動がもたらすデータの解析だけでなく，この研究自体のおもしろさが多くの方に広まればうれしいと思います．

医師の熱い思いに心を動かされ
深堀美和

　私はこのお仕事をさせていただくまで，心房細動という病名も知りませんでした．赤尾先生に病気のこと，治療のこと，一からわかりやすく教えていただきました．患者さんもこんな丁寧な説明なら，治療に意欲がわいてくるだろうなと思いました．

　このお仕事をはじめてとても驚いたのが，お医者さんの勉強意欲です．学会や勉強会，論文を書かれたりと，診療以外でもずっと勉強をされているように思います．開業医の先生方もとてもお忙しいなか，積極的にこの研究に参加されています．私は他の地域のお医者さんのことはわかりませんが，伏見区のお医者さんは「患者さんを元気にしたい！」という熱い気持ちがすごいなと思いました．

　先生方の研究のお役に立てるよう，そして今後の患者さんの治療に少しでもお役に立てるように，頑張っていきたいと思います．このような研究に微力ながら参加できたことをうれしく思います．

出会いに感謝して

品川智子

　当事務局は，医療関係での勤務ははじめての者ばかりで，伏見区の開業医の先生方のリストを作成することから出発いたしました．当初からは想像すらできなかったほど伏見が有名になったことと，自分達でも驚くほどの情熱をもって取り組ませていただけたことに，何かつながりがあったのであればうれしく思います．

　すべては出会いだと感じておりますが，これから研究をはじめる・続けて行かれる多くの施設でいろいろな出会いが増え，患者さんのみならずかかわるすべての方の幸せにつながる新しい『Fushimi』のような関係が増えていくことを僭越ながら願っております．

　最後に，この研究に微力ながら参加させていただき皆様と出会わせていただけたことへの感謝と，開始当初の不手際でご迷惑をおかけしたことへのお詫びを，この場を借りてお伝えさせていただきたいと思います．ありがとうございました．

第5章 連携して診る

Lesson 4 処方，服薬管理，服薬指導のポイント
薬剤師の視点から

岸本周子

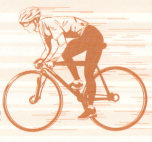

ココが全力ポイント！

① 何よりもまず第一にわかりやすい言葉で伝える！
② 言葉で足りない場合はイラストや道具を使用する！
③ 患者の理解度に合わせた内容で情報提供！
④ 患者背景を理解し，その方に応じた服薬管理方法を提案！
⑤ 多剤処方は薬物有害事象の元！処方は極力シンプルに！

1 処方提案の際に注意していること

　DOACには1日1回タイプのものと，1日2回タイプのものがありますので（第3章-3参照），患者ごとの生活スタイルに合わせ服薬回数について考慮したり，複数の疾患に罹患している患者においては併用薬剤との相互作用について十分に考慮する必要があります．現在発売されているDOACは4剤すべてがP糖タンパク基質ですので，P糖タンパク阻害作用をもつ薬剤との併用には注意が必要です．

　また剤形や薬剤の大きさについても考慮する必要があります．特に高齢者は，嚥下能力低下や唾液分泌低下など，身体機能の低下により服薬が困難となることも多くあります．特に硬カプセル剤は，ゼラチンがカプセルの基質となっていることが多く，錠剤と比較して食道への付着性が高いため，食道潰瘍などに注意が必要です．錠剤についても大きすぎる場合は嚥下困難となることもありますので要注意です．

　DOACでいうと，プラザキサ®はカプセル剤でサイズも大きく，リクシアナ®

は錠剤ですが60 mgは比較的大きなものになっています（表1）．通常嚥下困難の方に対しては**脱カプセル**や**粉砕投与**が考慮されますが，プラザキサ®は脱カプセル投与時AUCが1.75倍，Cmaxが1.87倍になるとの報告があり，脱カプセルは不可となっています．この場合，細粒剤のあるイグザレルト®や粉砕可能なリクシアナ®を選択する必要があります．

服薬アドヒアランスについて

いずれのDOACも，従来使用されてきたワーファリンと比較して，作用時間・半減期が比較的短いのが特徴です．したがって，毎日きちんと服薬することが絶対条件であり，**服薬アドヒアランス**は非常に重要になってきます．

表1 ● DOACの剤型

商品名	容量	形状	大きさ	備考
プラザキサ®	75 mg カプセル	R75	長さ18 mm×直径6 mm	粉砕不可
	110 mg カプセル	R110	長さ19 mm×直径7 mm	
イグザレルト®	10 mg錠	○	直径6 mm×厚さ2.8mm	細粒剤有
	15 mg錠			
エリキュース®	2.5 mg錠	○	直径6mm	―
	5 mg錠	○	長径9.7 mm×短径5.2 mm	
リクシアナ®	15 mg錠	○	直径6.8 mm	粉砕可能
	30 mg錠		長径8.6 mm	
	60 mg錠		長径13.5 mm×短径7.1mm	

形状は原寸大

そもそもAF患者には自覚症状を伴わない症例も多く，なぜ抗凝固薬を服用しなければいけないのか？ということに疑問をもっている患者も多くいます．非弁膜症性AF患者におけるDOACの使用については，欧州不整脈学会の実践ガイドラインにおいてもアドヒアランスの向上が推奨されています．

アドヒアランスを向上させるためには多職種によるかかわりが重要です．とりわけ，薬剤師による服薬指導は服薬アドヒアランスを向上させることが報告[1]されており，抗凝固療法を実施していくうえで，薬剤師の介入は非常に重要と考えます．病院内での多職種連携はもちろんのこと，地域においても**医薬連携・薬薬連携**が重要であると言えます．

③ 服薬指導のポイント

説明を行う際の大前提ではありますが，何よりもまず第一にわかりやすい言葉で伝えることです．専門用語を使用するなどもってのほか，抗凝固療法についての説明では避けることのできない『出血』というワードですら，患者によっては伝わらない場合があります．私は必ず『血が出る』，『血が出やすい』，『血が止まりにくい』など誰が聞いても理解できる言葉を使用するよう心掛けています．

また，抗凝固薬が『血を固まりにくくする薬』であることは理解できても，それで『血が出やすく』なったり，『血が出たときに止まりにくくなる』といったことまで意識がつながっていない患者にもたびたび遭遇します．当院に入院し，服薬指導の機会がある際には，可能な限り患者の元へ足を運び，こうした点について説明させてもらうのですが，「そうか～！」「そういわれてみればそうね」などとはじめてお気づきになられる方も多いのが現状です．

話は少し横道に逸れますが，私は京都医療センターの循環器内科を担当するまでの3年間，国立病院機構の別施設でCRC（治験コーディネーター）として勤務していました．治験では実臨床と異なり，臨床試験段階の薬や治療法を施行することや，プラセボが投与される可能性，また有害事象や補償のことなど多岐にわたる説明が必要となります．しかし，医師には説明のための十分な時間の確保

が困難であることが多く，CRCが説明の補助を行っていました．このような専門的な分野において，極力専門用語を使用せず，わかりやすい言葉を用いて説明を行うようトレーニングしてきたことが今日の役に立っていると思います．実臨床においてもわかりやすい言葉で，正確な情報を提供する，それが説明を行ううえでは一番重要だということを日々胸に留めて業務に励んでいます．

　アドヒアランスを低下させる要因として，高齢者では特に加齢に伴った記憶力，視力・聴力などの身体機能，理解力の低下がみられます．自己管理が困難になった高齢者では，家族や介護者による服薬管理が行われる場合も多く，正しい服薬・副作用の早期発見や予防には，患者家族や介護者への服薬指導を行うことが重要となってきます．また現代の社会においては高齢独居の患者も多く，こういったケースでは服薬をタスク化してしまうことで，ある程度のレベルまでは服薬アドヒアランスが維持できると考えます．しかしながら，この場合は医療者側から一方的に押し付ける形となってしまわないよう十分に配慮する必要があります．またタスクすらも遂行できなくなってしまった患者においては，服薬忘れによる十分な効果が期待できないだけでなく，過量服薬による出血リスクの増加もあり，抗凝固薬の投与を継続するかどうか再考する必要があると考えます．

④ 理解不十分の場合の対策

　口頭での説明だけでは，説明側の意図が十分に伝わっていないケースが多くあります．また高齢者においては医療者側から受けた説明内容を正確に記憶できていない可能性もあるため情報を伝達するツールを活用することが有効であるケースがあります．イラストを用いる，重要なポイントを目立つ大きな文字で示した患者用リーフレットを使用するなどの方法があります．

　また，繰り返しの指導も大変重要です．一度の指導では十分に理解できていないケース，また，はじめは正しい理解を示していたのに，次第に個人の解釈により誤った認識となるケースなどは繰り返しの指導が有効です．

⑤ 誤薬，服薬忘れの対策

　服用ごとに分けられるピルケースの使用を勧める，**服薬カレンダー**（薬をセットできるカレンダーのようなもの）の導入，各種メーカーが作成している**患者用服薬支援ツール**を利用するなどの対策があります．

　服用薬剤の種類が多く飲み間違いが多い患者や，視力低下により薬剤の判別が困難な患者においては，**一包化**が有効となる可能性があります．また近年PTP包装のまま飲み込んでしまい，食道や喉を損傷するといった事故が年間100件程度報告されており，こういったケースにも一包化処方は有用であると言えます．

　同時に服薬を忘れてしまった場合の対処方法についても説明が必要です．説明がなされていなかったために，安易に休薬したり，次の服用時に2回分まとめて服用したといったケースもあり，注意が必要です．

⑥ ポリファーマシーの弊害

　ポリファーマシーとは多剤処方のことで，現時点では併用する薬剤数がいくつ以上であればポリファーマシーといった明確な定義はありません．従来用いられてきた多剤併用とは少し違ったニュアンスで，「臨床的に必要以上の薬剤が投与されている，あるいは不必要な薬が処方されている状態」[2]を示します．

　ポリファーマシーはアドヒアランスの低下を招くだけでなく，薬物相互作用による薬物有害事象のリスクにもなります．特に高齢者は複数の慢性疾患を合併していることも多く，1つの医療機関での処方薬剤数の増加，および複数の疾患に対しそれぞれの診療科・医療機関への受診が多く見受けられます．これに加えて加齢に伴う薬物動態の変化もあり，**薬物有害事象**の発生リスクは高くなる傾向にあります．65歳以上の入院の16.6％が薬物有害事象によるものであり，これは65歳未満の4倍の頻度である[3]とする報告や，75歳以上の入院の30.4％は薬物有害事象が原因[4]とする報告など，薬物有害事象が高齢者の入院の原因となっている場合も少なくないとの研究結果が出ています．

　薬物有害事象については，薬物治療を行っていく上ではやむをえない場合もあ

りますが，ポリファーマシーが原因で引き起こされる薬物有害事象については，意識次第では多くの場合で回避が可能です．ポリファーマシーは一種の「**医原性疾患**」であり，多くのポリファーマシーは医療従事者（医師，薬剤師），患者の協力によって防ぐことが可能であると考えます．

ポリファーマシーを防ぐには

　ポリファーマシーを防ぐ最も有効な方法は，患者が「かかりつけ医」と「**かかりつけ薬局（薬剤師）**」をもつことです．従来より勧められてきた「かかりつけ医」，「かかりつけ薬局」に加え，平成28年度診療報酬改訂により新たに「かかりつけ薬剤師」制度がとり入れられました．かかりつけ薬剤師は，患者が受診している医療機関，服用している処方薬や一般医薬品・健康食品などについてもすべて把握し記録に残すことが義務付けられています．また調剤後も服薬状況を把握し，その内容を処方医に情報提供し，必要に応じて処方の変更を提案することが求められています．このように，今後保険薬剤師には薬の一元管理だけでなく，ポリファーマシーという問題を解決する重要なポジションとしての役割が期待されています．

　また，処方薬を整理し一気に減らすことができる最もよい機会は，患者が入院したときです．われわれ病院薬剤師は，この絶好の機会を逃すことなく入院時患者が持参した薬剤について確認し，患者の状態について主治医と協議した上で必要な薬剤の処方提案を行っています．

　もちろん処方の中止を提案するだけではありません．今まで服用していた薬を中止されて不満を訴える患者もいます．そのような患者には服用していたときの状態，現在の状態についての訴えを傾聴し，同時に薬を服用することで起こりうる副作用についての話をします．薬に過度に頼っている患者の多くは，副作用について理解していないことが多く，副作用についての話をすると「それならいらない」と言われる方がほとんどです．

　このようにポリファーマシーは医療従事者と患者の協力により防ぐことが可能であり，今後も薬剤師の積極的な介入が必要とされる領域であると考えます．

文 献

1) Ho PM, et al：Multifaceted intervention to improve medication adherence and secondary prevention measures after acute coronary syndrome hospital discharge: a randomized clinical trial. JAMA Intern Med, 174：186-193, 2014
2) Stewart RB：Polypharmacy in the elderly: a fait accompli? DICP, 24：321-323, 1990
3) Beijer HJ & de Blaey CJ：Hospitalisations caused by adverse drug reactions (ADR): a meta-analysis of observational studies. Pharm World Sci, 24：46-54, 2002
4) Chan M, et al：Adverse drug events as a cause of hospital admission in the elderly. Intern Med J, 31：199-205, 2001

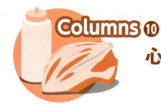

Columns ⑩ 心臓リハビリテーション

中島康代

心臓リハビリテーション（心リハ）は，心血管疾患の予後を大幅に改善することが知られています．死亡率を約30％も減少させるというデータもありARBにも匹敵する強力な治療ツールとも言えます．医師とともに理学療法士・看護師・栄養士などのメディカルスタッフが介入して行うことが大きな特徴で，まさに今流行り（？）のチーム医療そのものです．内容は大きく①運動療法と②指導という2つの要素からなり立っています．

1）運動療法

運動療法は，AFによる運動耐容能低下とQOLを改善させます．具体的にはモニター監視下でエルゴメータやトレッドミルを使用して30分前後の有酸素運動をしてもらいます．伏見AFレジストリでは抗凝固療法ワーファリンのunder-useやover-doseに対してさまざまな提言をしていますが，運動療法もしかり，under-loadでもover-loadでも有効な治療効果が得られません．運動強度は心肺運動負荷試験（CPX）を行って決めるのが理想的ですが，すべての施設で手軽に実行できるというわけではありません．そこでBorg指数や心拍数を利用して簡易的に運動強度を決定することが行われています．Borg指数は「13：ややきつい」を目処にしていますがあくまでも主観的なものです．心拍数は安静時の心拍数プラス20～30，または心拍数110を超えない程度を1つの目安にしています．ところがAFを合併しているとなると話は別でこのお手軽な方法も通用しない場合がままあります．しかも心不全は圧倒的に高齢者が多く，いきおいAFの合併率も多くなりますので至適運動強度の決定は難しいものです．実際には安静時に心拍数110程度であれば，そろりと最低負荷から開始して患者の顔色とモニターを横目で見ながらBorgを確認しつつ負荷量を決定しています．

2）指導

メディカルスタッフが中心となって行っています．当院では入院時にオリジナルの本人名入りの手帳とパンフレットを渡して，退院までに理解度をチェックしながら段階的に細かい指導をするように心がけています．退院時には終了証書を渡していますが，これが結構好評です．そもそも患者は医師にはなかなか本音を言いません．スタッフは瞬く間に「調子がよかったので，薬を休みました」「水分は控えていたけど缶ビールを毎日2本飲んでいた」とかのトンデモ話を聞き出してきます．心リハにおいて医師はチームの後ろでひっそりとスタッフの活躍を支える黒子の役割が求められています．

第5章　連携して診る

Lesson
5 消化器内視鏡への対応

江坂直樹

ココが全力ポイント！

① 抗血栓薬は安易に休薬しない！
② 休薬する時は診療科・医療機関の間でしっかり連携をとる！
③ 休薬の利益・不利益について患者にしっかり説明する！

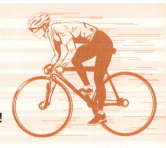

はじめに

　現在，医療は飛躍的に発展し続けており，消化器内視鏡の分野も例外ではありません．内視鏡でできることは検査から治療まで多岐にわたりますので，ここでは内視鏡検査および内視鏡治療の総称として「**内視鏡**」という語を用います．
　本稿では抗血栓療法中の患者が内視鏡を受けるときの対応を，抗凝固療法を中心として，消化器内視鏡医の立場から概説します．

1　AF患者と内視鏡

　京都医療センターから伏見AFレジストリに登録された患者では，観察期間中に，年間100人あたり22.3人が内視鏡を受けていました．その内訳は図1の通りです．当院で内視鏡を受ける患者のうちAF患者が4％程度を占めており，わが国のAFの有病率0.56％から考えると，AF患者はそうでない方より病院で内視鏡を受ける機会が多い傾向にありそうです．
　抗血栓療法中の患者に対する侵襲的医療行為では，血栓塞栓症と出血という相

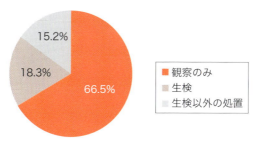

図1 ● 伏見AFレジストリ登録患者が受けた内視鏡の内容

反するリスクを評価し，患者の受ける不利益が最小限となるように計画しなければなりません．この考え方は内視鏡も外科手術も同様であり，そのエビデンスは共通するところがあります（**第5章-6**参照）．一方，前述のように内視鏡を受ける患者は多く，必ず切ることを伴う外科手術とは異なり，手技の内容も多種多様であることから，内視鏡分野で独自の対応を考えておく必要があります．

2 ガイドライン

抗血栓薬服用者における消化器内視鏡診療については国内外で**ガイドライン**が策定されています．わが国のガイドライン[1]は2012年に発表されていますが，米国[2]と欧州[3]では2016年に新しいガイドラインが発表されています．この4年の差はDOACに関する記述に最も現れており，わが国のガイドラインではプラザキサ®が載っているのみですが，今後改訂されていくものと思われます．

3 内視鏡の適応

当然のことですが，予定している内視鏡手技がその患者の予後を変えうるものか，診療方針を左右するものか，よく検討する必要があります．これは抗血栓療法をしていない患者にもあてはまることですが，抗血栓療法を行っているAFの患者においては特にそうです．抗凝固療法の中断は，仮に血栓塞栓症リスクが比較的低い患者であっても，ひとたび血栓塞栓症が起これば後遺症や死亡につながります．一方で，例えば内視鏡的に腺腫と診断できる大腸ポリープで小さいものであれば，抗凝固療法を中断してまで切除しなくても経過観察でもよいかもしれ

ません.

　抗血栓療法中の患者に内視鏡を予定する場合，特に抗血栓療法の中断を伴うときは，その内視鏡が全体的な予後に与える影響を十分に検討することが望まれます.

 ## 抗血栓療法の休薬

　内視鏡が必要と判断すれば，次に抗血栓療法をどうするかを決めなければなりません．ここで大切なことは安易に抗血栓療法を休薬しないということです．以前は内視鏡を予定しただけで自動的に抗血栓薬が休薬されるようなこともありました．今でも患者に抗血栓薬は続けてくださいと言っても，気を利かしてかかりつけ医が休薬を指示したり，患者自身が以前そうしたからといって自己判断で休薬したりすることもあります．現在内視鏡医は抗血栓療法をなるべく休薬しないように考えており，休薬するときは明確に指示するようにしています．

　では，どのようなときに抗血栓療法の**休薬**を考慮するのでしょうか．それは内視鏡による**出血リスク**が高いときということになります．どの手技の出血リスクが高いか低いかはガイドラインに示されていますが，おおむね切開・切除・穿刺を伴うような手技が高リスクとされています（表1）．抗血栓薬が1剤のみの場合，生検は出血リスクが低い手技なので抗血栓療法を継続のまま行いますが，ワーファリンによるPT-INRの過延長には注意が必要です．

　次に，内視鏡の出血リスクが高ければ必ず抗血栓療法を休薬するのでしょうか．それは**血栓塞栓症リスク**も考えて決めなければなりません．内視鏡の出血リスクが高く，血栓塞栓症リスクが低ければ，抗血栓療法を休薬するのが妥当と考えられます．一方，血栓塞栓症リスクが高ければ，抗血栓療法を単純に休薬することは許容しがたくなります．抗血小板療法の場合は，アスピリンまたはプレタール®を継続したまま出血リスクの高い手技を行うこともあります．抗凝固療法では**ヘパリン置換（ヘパリンブリッジ）**を行うことも考慮されます（表2，3，第6章-1 表2）．

表1 ● 出血リスクによる消化器内視鏡の分類

低出血リスクの内視鏡	高出血リスクの内視鏡
上部消化管内視鏡	ポリペクトミー
下部消化管内視鏡	内視鏡的粘膜切除術（EMR）
超音波内視鏡	内視鏡的粘膜下層剥離術（ESD）
カプセル内視鏡	内視鏡的乳頭括約筋切開術（EST）
内視鏡的逆行性膵胆管造影（ERCP）	内視鏡的十二指腸乳頭切除術
バルーン内視鏡	超音波内視鏡下穿刺吸引術
内視鏡的粘膜生検	経皮内視鏡的胃瘻造設術
マーキング	内視鏡的食道・胃静脈瘤治療
消化管ステント留置法[*1]	内視鏡的消化管拡張術
膵管・胆管ステント留置法	内視鏡的粘膜焼灼術[*2]
内視鏡的乳頭バルーン拡張術[*1]	嚢胞胃吻合術[*3]

[*1] 欧州ガイドラインでは高リスク
[*2] 米国ガイドラインではアルゴンプラズマ凝固については低リスク
[*3] 米国ガイドラインにのみ記載

5 ヘパリンブリッジ

通常ワーファリンを休薬すると，プロトロンビン時間が血栓塞栓症の治療域を下回る期間が2週間かそれ以上になることもあります．また，抗凝固療法中止後のリバウンド現象による凝固亢進状態が以前より議論されてきました．休薬直後に凝固系が活性化されることを確認した研究もありますが，この現象が臨床的に意味があるのかは明らかにはされていません．それでも短期間の休薬において血栓塞栓症のリスクがゼロでないことは明らかであり，このリスクを下げたいという願いからヘパリンブリッジという方法が生まれました．

ヘパリンブリッジには**未分画ヘパリン**もしくは**低分子ヘパリン**が用いられますが，わが国で血栓塞栓症予防に対する保険適応は低分子ヘパリンにはありません．低分子ヘパリンは1日1回から2回の皮下投与で用いられ，通常は効果のモニタリングが不要なことから，外来でも管理できる利点があります．また未分画ヘパリンより出血を起こしにくく，ヘパリン起因性血小板減少症（heparin-induced thrombocytopenia：HIT）のリスクも低いとされます．一方，未分画

ヘパリンは通常は持続静脈投与で用いられ，入院が必要になります．効果発現とクリアランスが速いため細かなオン・オフが可能であり，必要時にはプロタミン硫酸塩で拮抗できます．APTTと血小板数のモニタリングが必要ですが，多くの施設で測定可能です．

じつはこのヘパリンブリッジは完全に専門家の意見にのみ基づいた治療であり，血栓塞栓症を減らすという有益性を示した研究も，血栓塞栓症予防効果がブリッジ自体の危険性を上回る有益性を示した研究もありませんでした．そしてここ最近ブリッジの妥当性を問う研究が出てきました．それらの研究ではブリッジに伴って大出血のリスクが2.5～5倍上昇するのに対し，血栓塞栓症の低下は示されませんでした[4]．現時点でのエビデンスからは，少なくとも抗凝固療法を受ける患者すべてにはヘパリンブリッジが推奨されないということになります（第6章-1参照）．

6 抗血栓療法の再開

わが国のガイドラインでは，内視鏡的に止血が確認されればすみやかに抗血栓薬を**再開**するとされています．抗凝固薬の場合は全例ヘパリンブリッジを推奨していますので，ヘパリンを再開し，経口摂取開始時に抗凝固薬の内服を再開します．しかしわが国のガイドラインではヘパリン再開のタイミングについては止血確認後としており，運用上あいまいさが残ります．さらにDOACについてはまだ十分な記載がされていませんでした．

そこで米国および欧州のガイドラインに目を向けると，ワーファリンは当日に再開と明記され，血栓塞栓症リスクが高い場合のヘパリンブリッジも少なくとも翌日までに再開とされています．一方でDOACは作用発現が速いことと出血リスクを高めることから，内視鏡の24時間後以降，場合によってはさらに遅い再開が考慮されるとしています（表2，3）．

7 診療科間連携・地域連携

京都医療センターでは「抗血栓薬の適正使用と周術期の取り扱いに関するガイドライン」という**院内ガイドライン**を各診療科の協力により策定しました．これ

表2 ● ワーファリンの継続と休薬に関する各ガイドラインの扱い

	日本	米国	欧州
継続する場合	INRが通常の治療域であることを確認（タイミング明記せず）	（INRの記載なし）	内視鏡前1週間以内にINRが治療域であることを確認
休薬する場合	3〜5日前から休薬	5日前から休薬（INRの記載なし）	5日前から休薬 内視鏡前にINR<1.5を確認
再開について	止血確認後に再開	当日に再開	当日の夜に再開
ヘパリン置換する場合	・ワーファリン中止時より置換 ・内視鏡3時間前までに中止 ・止血確認後再開 ・INRが治療域に戻るまで	（置換開始の記載なし） ・内視鏡2〜6時間前に中止 ・2〜6時間後より再開 ・INRが治療域に戻るまで	・ワーファリン中止2日後より低分子ヘパリンに置換 ・内視鏡24時間以前に最終投与 ・内視鏡翌日より再開 ・INRが治療域に戻るまで

表3 ● DOACの休薬に関する各ガイドラインの扱い

		日本	米国	欧州
継続する場合		（記載なし）	（記載なし）	当日朝のみ休薬
休薬する場合	ダビガトラン（プラザキサ®）	24〜48時間前に中止	Ccr≧50：2〜3日前 Ccr<50：3〜4日前	Ccr>50：48時間前 Ccr 30〜50：72時間前
	リバーロキサバン（イグザレルト®）	（添付文書上24時間前）	Ccr≧90：1日前 Ccr 60〜89：2日前 Ccr 30〜59：3日前 Ccr 15〜29：4日前	48時間前
	アピキサバン（エリキュース®）	（添付文書上24〜48時間前）	Ccr≧60：1〜2日前 Ccr 30〜59：3日前 Ccr 15〜29：4日前	48時間前
	エドキサバン（リクシアナ®）	（添付文書上24時間前）	（記載なし）	48時間前
再開について		12時間後よりヘパリン投与，止血確認後DOAC再開	24時間後以降	24〜48時間後
ヘパリン置換		内視鏡前後で推奨する	高リスクの場合，内視鏡後に考慮する	推奨しない

により診療科間で抗血栓薬に関する認識を共有することができ，連携がスムーズに行えるようになりました．特に，循環器内科をはじめとした抗血栓薬を処方する診療科へのコンサルトがルール化されました．これにより休薬前にコンサルト

することが必須となり，循環器内科や脳神経センターでは専用の外来枠（原則カルテ診）が設けられました．全例ということで当初煩わしくも感じられましたが，今までならためらっていたような症例でも遠慮せずコンサルトができ，より安心感をもって診療できるようになりました．このようにして当院では連携を重視する風土が醸成されました．また院内ガイドラインであるがゆえに小回りが利き，新しいエビデンスをとり入れることもできます．実際，院内ガイドライン改訂で，前述の研究を受けてヘパリンブリッジの適応を狭める方針が記載されました．

　ここで最も強調したいのは，院内ガイドラインが有用であるということではなく，診療科間の連携が大切だということです．手技を行う診療科と抗血栓療法を行う診療科が，個々の患者の病状から抗血栓療法をとりまく現状まで共有することで，その患者に最善と考えられる診療を提供することが可能となります．院内ガイドラインはあくまでも診療科間をつなぐ1つの道具であり，実際の連携こそが本質であると考えます．

　連携が重要であることは医療機関の間でも同様です．院内に比べてやりとりは煩わしくなりますが，リスクを最小化するためには不可欠です．抗血栓薬の休薬が可能かどうかと，必要かどうかは異なります．休薬可能だから処方側の一存で，または休薬が必要だから手技側の一存で，休薬を指示するということは避けねばなりません．現実的には難しい場合もあると思われますが，情報の共有を極力図ることが患者の利益につながると考えます．

おわりに

　内視鏡を行う際の抗血栓薬の扱いについては，出血をとるか，血栓塞栓症をとるかという，究極の選択のような側面があります．しかし消化管出血に比べると血栓塞栓症の方が重大な結果につながりやすいことは常に念頭に置く必要があり，そのように認識しておくほうが現在のガイドラインを理解しやすいと思います．

　現代の医療においては日々新しいエビデンスが生まれ，ガイドラインはつくられたそのときから時代遅れになっていきます．このような時代においてわれわれは何を拠り所に医療を行っていけばいいのでしょうか．キーワードは**連携**と**説明**

だと考えます．内視鏡と抗血栓療法のように複数の分野にかかわる事柄において，患者の状態を把握するためにも，各分野の最新のエビデンスを生かすためにも，診療科や医療機関どうしの連携は欠かせません．そして，最も重要なことは患者に十分な説明をすることです．わが国のガイドラインからの引用ですが，「原則として患者本人に検査・治療を行うことの必要性・利益と出血などの不利益を説明し，明確な同意のもとに消化器内視鏡を行うことを徹底する」ということに尽きると考えます．

文献

1) 藤本一眞, 他：抗血栓薬服用者に対する消化器内視鏡診療ガイドライン．Gastroenterol Endosc, 54：2075-2102, 2012
2) Acosta RD, et al：The management of antithrombotic agents for patients undergoing GI endoscopy. Gastrointest Endosc, 83：3-16, 2016
3) Veitch AM, et al：Endoscopy in patients on antiplatelet or anticoagulant therapy, including direct oral anticoagulants: British Society of Gastroenterology (BSG) and European Society of Gastrointestinal Endoscopy (ESGE) guidelines. Endoscopy, 48：385-402, 2016
4) Rose AJ, et al：A call to reduce the use of bridging anticoagulation. Circ Cardiovasc Qual Outcomes, 9：64-67, 2016

第5章 連携して診る

Lesson 6 外科手術への対応

畑 啓昭

ココが全力ポイント！

① 手術時の休薬は，リスクを評価して適切に判断する！
② 緊急手術・出血時の抗血栓薬への対応を理解しておく！
③ 術後の抗血栓薬の再開を忘れない！
④ AFには心不全など他疾患の合併も多いため注意して術後管理をする！

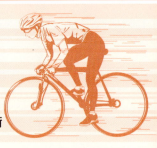

はじめに

　抗血栓薬を使用しているAFの患者では，**血栓塞栓性合併症**のリスクを減らすという側面からは抗血栓薬を中断せずに手術を行うことが望ましいです．一方，手術に伴う**出血性合併症**のリスクを減らすという側面からは抗血栓薬の休薬が望ましいです．手術にあたっては，両方のリスクを十分に考慮したうえで，抗血栓薬の継続か中断かの判断を下す必要があります．
　本稿では，手術に関連した抗血栓薬の休薬，脊椎・硬膜外麻酔の注意点，緊急手術・出血時の対応などについてまとめます．また，AFに対する抗血小板薬の使用は頻度が少なく，効果もはっきりしていないため，抗凝固薬を中心にとり上げます．

1 手術患者のリスク評価

　AF患者の手術を行う場合は，通常の手術リスクの確認に加えて，下記の点を

十分に評価することが重要です．

① 抗血栓薬を使用しているか
② 使用しているならどの薬剤か
③ 血栓塞栓性合併症のリスクはどの程度か
④ 手術における出血のリスクはどの程度か

また，AF患者では他疾患を合併していることも多く，特に**心不全**の有無には**術後の水分管理**の点で通常以上に注意が必要です．

1）使用している薬剤の確認

予定手術の患者では，前もって使用している薬剤の確認を行っておきましょう．また，休薬する場合に備えて，一包化されていないか，間違いやすい他の薬剤がないかなども確認をしておくとよいです．

2）血栓塞栓性合併症のリスク評価

AF患者が手術や処置にともなって抗凝固薬を短期間**休薬**した場合の血栓塞栓性合併症発生割合については，海外のデータでは**表1**の通りでした．日本人では，MARK研究（前向き観察研究）で，抗血栓薬（抗血小板薬・抗凝固薬を含む）を休薬した場合の血栓塞栓性合併症が1.7％，休薬しなかった場合が0.7％と報告されています[1]（休薬群でリスクの高い患者が多かったこともあり，あくまで参考の値です）．

これらの数値を参考に患者ごとのリスク評価を行うのですが，適当なスコアなどはありません．したがって，必要な場合には，循環器内科・脳外科・神経内科など各科の主治医と，個々の患者のリスクについて相談をすることが必要です．

当院では，「抗血栓薬の適正使用と周術期の取り扱いに関する*ガイドライン*」

表1 ● 抗凝固薬を休薬した際の血栓塞栓性合併症発生率

研究名	発生率
RE-LY試験	1.2〜1.5％
ROCKET AF試験	0.3〜0.4％
ARISTOLE試験	0.35〜0.57％

という院内ガイドラインを策定し，コンサルトの必要な症例の基準，休薬に関する規定などについて，抗血栓薬を処方する科と手術を行う科の間で連携をとり，共通した認識で診療にあたれる体制をつくっています．これにより，院内ガイドラインの範疇で特別な対応が必要でない患者であるのか，特別に相談を行った方がよい患者なのかの区別もわかりやすく，必要な場合には躊躇せず他科に相談をすることも可能になっています．

3）手術の出血リスク

　手術における出血のリスクは，術式だけでなく，患者の状態・併存疾患・併用薬剤など多くの要素が影響するため，一律の尺度で判断をするのは困難です．通常出血リスクが小さいとされる手術でも患者の併存疾患の状態によってはハイリスクとして対応する必要があることも考えられ，最終的には術者が判断をする必要があります．

　日本循環器病学会の心房細動治療（薬物）ガイドライン（2013年改訂版）では，ワーファリン内服継続下での抜歯や白内障手術がクラスⅡaで推奨されています．また，術後出血への対応が容易な体表の小手術（ペースメーカ埋込みを含む）時の内服継続もクラスⅡaで同様に推奨されています．また海外のレビューでは，各術式についてリスク分類をしており，出血リスクの小さいものでは抗凝固薬の**継続**を基本に，リスクの大きなものでは**休薬**を基本に考えるのがよいと思われます（**表2**）[2]．

2　術前に休薬する場合

　それぞれの手術について，血栓塞栓性合併症のリスクと出血のリスクを評価し，抗凝固薬を継続して手術を行うか，休薬をして手術を行うかを決定します．休薬する場合には，各薬剤の休薬期間（**第5章-5参照**）を参考にします．患者には休薬のリスクについて**インフォームドコンセント**を得ておくのが望ましいでしょう．

　また，術後の**再開**のタイミングについては，確固たる決まりはありません．ACCPのガイドライン[3]では，ワーファリンは術後12〜24時間で再開すること

表2 ● 各手術の出血リスク

抗凝固薬を中断する必要がないもの	歯科手術 眼科手術（白内障・緑内障など） 体表手術（膿瘍切開，皮膚小切開など）
出血リスクの小さいもの	膀胱・前立腺生検 ペースメーカー・ICD留置術
出血リスクの大きなもの	脊椎・硬膜外麻酔，腰椎穿刺 胸部手術 腹部手術 整形外科手術 肝生検 経尿道的前立腺切除 腎生検 体外衝撃波結石破砕術 （ESWL：extracorporeal shockwave lithotripsy）

表3 ● 各薬剤の再開について

	一般名	商品名	再開について
ビタミンK阻害抗凝固薬	ワルファリン	ワーファリン	中枢神経系の手術又は外傷後日の浅い患者は禁忌
トロンビン阻害薬	ダビガトラン	プラザキサ®	止血を確認した後に投与を再開
Xa阻害薬	リバーロキサン	イグザレルト®	臨床状態に問題がなく出血が無いことを確認してから可及的速やかに再開
	アピキサバン	エリキュース®	
	エドキサバン	リクシアナ®	
ATⅢ阻害薬	ヘパリン	各種	記載無し
抗血小板薬（参考）	アスピリン	バイアスピリン®	記載なし
	クロピドグレル	プラビックス®	手術部位の止血を確認してから再開
	チクロピジン	パナルジン®	記載なし
	シロスタゾール	プレタール®	記載なし

添付文書を参考に作成

が推奨されていますが，その他のガイドラインで具体的な日数を推奨しているものはほとんどありません．表3に添付文書に記載のある再開のタイミングをまとめますが，患者の状態が安定し止血が確認できたら（これは患者ごとに外科医が判断する），可及的すみやかに再開の指示を出すというのが基本となるでしょう．

また，DOACでは薬の効果発現がワーファリンに比べて早いことから，これまでのワーファリン再開と同じタイミングで再開すると，薬剤の抗凝固効果がこれまでより早く出てくることになるので注意が必要です．

> **🚫 pitfall**
>
> 抗凝固薬を休薬した場合は，術後に忘れず再開をすること．特に，合併症などが起こって術前の予定通りに経過しない場合などは，必ず再開のタイミングやヘパリンブリッジなどの必要性を日々確認し続けておくことが重要です．

> **➡ memo**
>
> ヘパリンブリッジの有効性については，他稿（**第5章-5**，**第6章-1参照**）でも述べられているように，外科手術においても今後減っていくように思われます．

③ 脊椎・硬膜外麻酔の注意点

抗血栓薬を使用中に脊椎麻酔や硬膜外麻酔を行うことは硬膜外血腫・麻痺のリスクがあるため，適応は慎重にすることが重要です．**表4**に添付文書の記載をまとめます．

④ 緊急手術・出血時の対応

抗凝固薬を使用中の患者で緊急手術が必要となった場合は，使用している薬剤名と最終の内服時間を確認します．次に，手術の出血リスクを評価して，そのまま手術を行うのか，薬剤の中和処置を行ってから手術をするのかを判断します．RE-LY試験の結果では，緊急手術の患者では，予定手術の患者より5～6倍出血性合併症が多かったとの報告もあるので，時間の限られた状況ではありますが，慎重に判断をする必要があるでしょう．

1）ワーファリン

ビタミンK（5～10 mg）を点滴静注すると4～6時間で凝固機能が回復しだすので，待てるようならその後の手術を考慮します．脳出血など，生命にかかわ

表4 ● 抗凝固薬使用時の脊椎・硬膜外麻酔について

	一般名	商品名	脊椎麻酔・硬膜外麻酔に関して
ビタミンK阻害抗凝固薬	ワルファリン	ワーファリン	特記はない．（海外のガイドラインでは，休薬後凝固機能検査が正常になってから行うとなっている）
トロンビン阻害薬	ダビガトラン	プラザキサ®	脊椎・硬膜外カテーテル留置中，および抜去後1時間以内は禁忌
Xa阻害薬	リバーロキサン	イグザレルト®	硬膜外カテーテル留置中，もしくは脊椎・硬膜外麻酔または腰椎穿刺後日の浅い場合は投与を控える
	アピキサバン	エリキュース®	
	エドキサバン	リクシアナ®	初回投与は，硬膜外カテーテル抜去あるいは腰椎穿刺から少なくとも2時間を経過してから行う．初回投与以降は，前回投与から12時間以上の十分な時間をあけて行う
ATⅢ阻害薬	ヘパリン	各種	穿刺部位に血腫が生じ，神経の圧迫による麻痺があらわれるおそれがある．併用する場合には神経障害の徴候および症状について十分注意（海外のガイドラインでは，投与終了後2〜4時間以上あけ，aPTT正常化を確認して施行とされている）

添付文書および，文献4を参考に作成

る緊急の場合は，ビタミンKとともに，新鮮凍結血漿（**FFP**, 10〜15 mL/kg）を輸血します．さらに是正効果を期待する場合は，保険適応はありませんが，乾燥人血液凝固第Ⅸ因子複合体製剤であるPPSB®-HT（25〜50 IU/kg）や，乾燥人血液凝固因子抗体迂回活性複合体であるファイバ（50 IU/kg）などの**PCC**（prothrombin complex concentrate），遺伝子組換え活性型血液凝固第Ⅶ因子製剤（recombinant factorⅦa：**rFVⅡa**）であるノボセブン®（90 μg/kg）の使用を考慮します（**表5**）．

2) DOAC

ワーファリンに比べて半減期が短いため，手術開始を遅らせることで薬効を減らすことができます．また，明らかなデータはありませんが，輸液を行い利尿を図ることで薬物の血中濃度を早く下げることができたり，内服後2時間以内程度であれば活性炭が有効とする報告もあります．また，プラザキサ®は血液透析が有効とされています．

中和薬については，現在，プラザキサ®にのみ特異的中和剤プリズバインド®

表5 ● ワーファリン・DOACの中和

	一般名	商品名	中和
ビタミンK阻害抗凝固薬	ワルファリン	ワーファリン	ビタミンK（5〜10mg点滴静注）4〜6時間で効果発現 FFP(10〜15mL/kg) PCC製剤（保険適用外） rFVIIa製剤（保険適用外）
トロンビン阻害薬	ダビガトラン	プラザキサ®	特異的中和薬：イダルシズマブ（プリズバインド®）（5g点滴静注） 輸液・利尿 血液透析
Xa阻害薬	リバーロキサン	イグザレルト®	輸液・利尿 PCC製剤（保険適用外） rFVIIa製剤（保険適用外）
	アピキサバン	エリキュース®	
	エドキサバン	リクシアナ®	FFP

が存在しており，重大な出血が予想される緊急手術では使用を考慮します（5g点滴静注）．その他の薬剤に対する特異的な中和剤は現在開発中であるため，明らかな臨床データは少なく保険適応外でありますが，PCC製剤やrFVIIa製剤の使用が考慮されます．

5 術後患者のAF

AFの既往のない患者に，術後一過性にAFを認めることが時々あります．心臓手術，呼吸器外科手術や食道手術などに比較的多いですが，術後の侵襲期やいわゆる利尿期に一過性にみられるのみで，入院中に問題になることは少ないため軽視されがちです．

しかし，最近の報告では，手術患者のうち周術期に新たな一過性のAFが認められる患者が1.4％存在し，このうち37.3％が1年以内にAFと確定診断を受け，さらにそのうちの1.4％が脳梗塞を発症している（非心臓手術）というものもあり[5]，一過性のAFであっても循環器内科に相談をしておくのがよいと思われます．

6 AF患者の合併疾患

伏見AFレジストリの結果では，AF患者には高血圧，心不全，冠動脈疾患を合

併している人が多く（**序章**参照），抗血栓薬の管理を注意するだけでなく，周術期の血圧コントロールや，心不全に対する輸液の管理，冠動脈疾患に対する注意なども同時に行っていくことが，順調な術後経過につながるものと思われます．

 ## おわりに

　AF患者の手術を行う場合には，抗凝固薬を深く考えずにルーチンに休薬するだけではなく，使用薬剤の確認にはじまり，血栓塞栓症・出血性合併症のリスク評価，休薬の有無，出血時の緊急対応，抗凝固薬の再開のタイミング，併存疾患の管理など，広い視野で一連の対策を適切に行い，順調な術後経過を送ってもらえるように努めることが必要です．

文　献

1）矢坂正弘，観血的医療処置時の抗血栓薬の適切な管理に関する研究（MARK研究），第41回日本脳卒中学会，札幌，2016
2）Heidbuchel H, et al：Updated European Heart Rhythm Association Practical Guide on the use of non-vitamin K antagonist anticoagulants in patients with non-valvular atrial fibrillation. Europace, 17：1467-1507, 2015
3）Douketis JD, et al：Perioperative management of antithrombotic therapy: Antithrombotic Therapy and Prevention of Thrombosis, 9th ed: American College of Chest Physicians Evidence-Based Clinical Practice Guidelines. Chest, 141：e326S-e350S, 2012
4）Horlocker TT, et al：Regional anesthesia in the patient receiving antithrombotic or thrombolytic therapy：American Society of Regional Anesthesia and Pain Medicine Evidence-Based Guidelines（Third Edition）．Reg Anesth Pain Med , 35：64-101, 2010
5）Gialdini G, et al：Perioperative atrial fibrillation and the long-term risk of ischemic stroke. JAMA, 312：616-622, 2014

Columns ⑪
ICUでのAF管理

鵜木 崇

1) ICUでのAF治療の難点

　ICUに入室する患者は，重症心疾患のみならず敗血症・重症肺炎・急性呼吸窮迫症候群（ARDS）・多発外傷・高侵襲術後・多臓器不全などさまざまな病態を呈し，循環器疾患ではなくともAFをしばしば併発します．特に，敗血症をはじめとする全身性炎症反応症候群の患者では，交感神経活性や炎症性サイトカインの上昇により頻脈性AFを発症しやすく，実際ICU入室患者の6.5％[1]，敗血症患者では15.4％[2]がAFを発症することが報告されています．また重症患者がひとたび頻脈性AFを発症すると心拍出量低下を認め，一気に血行動態の破綻をきたし，その治療に難渋することが多いですよね．

　しかしながら集中治療領域におけるAF治療についてのガイドラインや，良質なエビデンスは現時点では存在せず，多くのレビューでも血行動態不安定なAFに対しては，まず除細動が位置づけられてはいるものの，全身状態の悪い患者での除細動は容易ではなく，またすぐにAFが再発するため悩ましいことが多いです．

2) AF治療の実際

　ICUでは低左心機能および腎機能低下症例が多く，Ⅰ群抗不整脈薬は陰性変力作用や蓄積が懸念されるため使用しづらく，レートコントロールを選択することが多いです．わが国で開発された静注β遮断薬であるランジオロールはβ1選択性がきわめて高く，また半減期が約4分と短いため，現在ICUにて比較的安全に使用できる薬剤の1つです．また，保険適応外ではありますがⅢ群抗不整脈薬であるアンカロン®が有効な場合が少なくありません．アンカロン®は間質性肺炎や甲状腺機能異常といった重篤な副作用のイメージが強いですが，ICUで短期に使用する分にはほぼ安全で，また腎機能に関係なく投与可能であり，低心機能患者の心拍出量を低下させないことから急性期で血行動態が不安定な患者でも使用可能です．またリズムコントロール作用，AF予防効果，除細動の成功率を上げるなどの利点もあり，ICUにて重宝することが多く，集中治療医が使いやすい抗不整脈薬の1つと思われます．

文献

1) Annane D, et al：Incidence and prognosis of sustained arrhythmias in critically ill patients. Am J Respir Crit Care Med, 178：20-25, 2008
2) Kindem IA, et al：New-onset atrial fibrillation in bacteremia is not associated with C-reactive protein, but is an indicator of increased mortality during hospitalization. Cardiology, 111：171-180, 2008

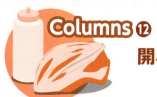

Columns ⑫
開心術後のAFとの戦い

片岡　剛

「先生，またAFになりました．朝ごはん待っておきますか？」

年に何度も，このような連絡が早朝から入ります．これまで朝一番にカウンターショックによる除細動を施行して，洞調律に戻すことが多かったからか，看護師達もこちら（心臓外科医）の気持ちをよくわかってくれています．

「そうやな，ほな食べさせんといて」

開心術後のAF（POAF）は，術後2〜3日後をピークに生じ[1]，僧帽弁手術後には30〜50％，冠動脈バイパス術後には30％[2]，胸部大動脈手術後には17％[3]に起こるとされています．じつは当科においてのPOAFは，以前調べたところ，これより頻度が高く50％でした．これは何とかせねばならないぞと，いろいろと予防策を講じて，現在改善傾向に向かっている状況です．

POAFを発症すると，心拍出量が2〜3割減少し，脳梗塞が増え，さらに死亡率・入院中の総医療費・再入院率も増加するという報告もあり[4]，心臓外科医としてはこれを何とか起こすまいと思います．まずは発症予防の戦略をたて，発症してしまった際には，できるだけ迅速に洞調律への復帰処置を講じます．

1）POAFの予防戦略

現在の当科においての発症予防戦略を示します．

① β遮断薬

術中もしくは術直後から，著しい徐脈症例を除いたほとんどの症例に，超短時間作用型のβ遮断薬（オノアクト® 5〜7μg/kg/分）を1〜2病日まで持続投与しています．ほとんどの症例で翌朝より内服への移行（メインテート®が第一選択）を開始しています．

② オーバードライブ心房ペーシング

POAF発症のピークとされる2〜3病日までは，手術自体の影響やβ遮断薬投与が原因で，やや徐脈傾向となっている場合が多く，期外収縮からのPOAF発症を防止するため，オーバードライブ心房ペーシング（ペーシング心拍数が80以上90以下）を施行しています．

③ Re-fillingの時期に心臓に容量負荷をかけない

3病日あたりに血管外から血管内への余剰水分の移行がみられることをRe-fillingとよんでいます．このタイミングで心臓に容量負荷が加わることでPOAFが生じることもあり，自己調節で尿量が増えてこない症例には，必要に応じた利尿薬投与を行っています．ループ利尿薬で効果がみられない症例にはサムスカ®内服を併用しています．

④ アミオダロン

β遮断薬が使用できない徐脈症例や，メイズ手術後の洞調律維持には第一選択薬として副作用に注意しながら使用しています．

2) POAFの治療戦略

次に残念ながらPOAFが発症したときの当科の治療戦略を示します．一般のAFではAFFIRM試験[5]の結果からも，何が何でもリズムコントロールではなく，レートコントロールでもよいと考えていますが，開心術後のPOAFに関しては，現在議論となっていますが[6]，当科ではできるだけ迅速に洞調律への復帰をめざす方針としています．

① カウンターショック

術直後を含めた3病日あたりまでの術後早期には，第一選択として行っています．復帰率も70～80％と高く，復帰後もβ遮断薬を洞調律維持目的に継続内服してもらっています．

② タンボコール®

すでに病棟内フリーとなっていることが多い4病日目以降には，薬物的除細動の第一選択薬として点滴投与を行っています．これで洞調律に復帰した症例には，維持目的に同薬の内服を追加する場合もあります．

③ アミオダロン

電気的除細動の無効例，復帰しても再度AFに戻る症例に対しては，アミオダロンの内服を1週間以上してもらい，再度電気的除細動を行って洞調律への復帰をめざします．復帰すれば副作用発現に注意しながら，急性期は内服を継続し，長期投与にならぬように，退院後外来にて漸減中止となる場合が多いです．

このような予防・治療戦略をここ数年施すことによって，最近1年間のPOAF発症率は25％まで低下し，術前慢性AFを除いた退院時の洞調律維持率は98％と良好な結果となってきました．今後もPOAF発症率をさらに低下させられるよう，日夜精進していきたいと思っています．

文 献

1) Romero I, et al：Diagnosis and management of atrial fibrillation: an overview. Cardiovasc Ther, 32：242-252, 2014
2) Mariscalco G, et al：Atrial fibrillation after isolated coronary surgery affects late survival. Circulation, 118：1612-1618, 2008
3) Arakawa M, et al：Postoperative atrial fibrillation after thoracic aortic surgery. Ann Thorac Surg, 99：103-108, 2015
4) LaPar DJ, et al：Postoperative atrial fibrillation significantly increases mortality, hospital readmission, and hospital costs. Ann Thorac Surg, 98：527-33; discussion 533, 2014
5) Wyse DG, et al：A comparison of rate control and rhythm control in patients with atrial fibrillation. N Engl J Med, 347：1825-1833, 2002
6) Gillinov AM, et al：Rate control versus rhythm control for atrial fibrillation after cardiac surgery. N Engl J Med, 374：1911-1921, 2016

第5章 連携して診る

Lesson 7 急性期脳梗塞治療

大谷　良

ココが全力ポイント！

① 急性期脳梗塞治療は，"Time is Brain."を心がける！
② 迅速に神経所見・身体所見をとり，必要な検査を最短時間で実施！
③ 王道はrt-PA療法，脳血管内治療も考慮し，治療戦略を立てる！
④ rt-PA療法後の脳梗塞治療は，臨床病型により異なる！
⑤ 救急隊，救命科や循環器内科など他科，救急各部門との連携が重要！

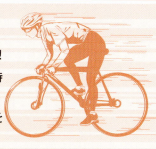

はじめに

　急性期脳梗塞治療は，救急隊や，救急治療にかかわるすべてのスタッフと密に連携し，迅速で適切な治療をする必要があり，まさに"Time is Brain."です．治療の第1選択は，あらゆる脳梗塞臨床病型に対して，rt-PA（recombinant tissue plasminogen activator）静注療法であり，2012年以降，わが国でも脳梗塞発症後4.5時間以内に適応拡大となりました．よって，4.5時間以内にできるだけ迅速に治療を実施するため，そのアルゴリズムを考慮し，治療戦略を立てる必要があります．NIHSSなど神経所見，MRI・CT画像の正確な読影など日頃から，脳卒中救急にかかわるスタッフ間での連携が必要です．

　本稿では，「急性期脳梗塞治療」について概説します．

1 救急外来での対応

　救急隊から連絡を受けたら，発症のしかた・時間経過・危険因子の有無・内服薬の内容をできる限り聴取し，脳卒中の可能性，病型，病態を把握します．患者を前にしたらまずバイタルサインを確認し，内科的診療を行い，脳血管の支配領域を含めた神経解剖を理解し，神経学的診察法を用いて部位診断を行います．その際，NIHSSを含めた診察も行いスコア化します（ 2 参照）．治療開始時期を遅らせないために，すみやかな診察と病態把握を心がけます．特に重要な，呼吸・循環・意識レベルの診かたを記載します．

1）呼吸所見

　チェーン・ストークス呼吸は，前脳損傷，脳幹（中脳・橋）の障害で生じ，過呼吸の位相から徐々に無呼吸になる周期性呼吸パターンです（過呼吸の方が無呼吸期より長い）．中枢性神経原性過換気は，中脳下部・橋上部被蓋の障害で生じ，持続性過換気を呈します．失調性呼吸は，橋延髄接合部病変の障害で生じ，不規則であえぐような呼吸を呈します．

2）循環所見

　循環に関してですが，脳が十分な血流を受けているか否かを判断することが重要です．脳循環は主に自律神経系を介して全身血圧を調整し，脳血流の自動調節が可能となる範囲に血圧を維持しコントロールしています．脳梗塞で自動調節能が破綻すると脳血流は全身血圧に依存することになり，適切な脳血流を維持するためには一般に収縮期血圧が220 mmHgまたは拡張期血圧が120 mmHgを超えない限り降圧を行わないようにします[1]．しかし著しい心不全，腎不全，大動脈解離，急性心筋梗塞などを合併している場合は，降圧することがあります．脈拍の変化，頸動脈拍動の左右差の有無，頭・頸部での血管雑音の聴取，心臓の異常所見の有無も見逃さないようにします．

3）意識レベルの所見

　患者のバイタルサインが安定した後に意識障害の評価を行います．スケールには，Japan Coma Scale（JCS）とGlasgow Coma Scale（GCS）が用いられます．JCSは「開眼」反応のみに着目していて簡便であり，トリアージ・タグに相応し

ているため救急現場での当事者間の意思疎通にも有用です．高次脳機能の評価は覚醒していることが前提です．

2 神経所見と脳卒中評価スケール

　急性期脳梗塞は，軽症から重症とさまざまであり，脳卒中患者の神経学的重症度を評価する脳卒中評価スケールが用いられます．NIH Stroke Scale（**NIHSS**）が代表格で，世界的にも頻用されています（図1）．意識レベル，注視，視野，顔面麻痺，四肢筋力（左右），運動失調，感覚，言語，構音障害，消去・無視からなる15の項目の評価を行い，あらゆる虚血性脳血管障害の重症度の評価に使用できるようにデザインされています[2]．

3 急性期脳梗塞の診断と治療に必要な検査

　救急隊から連絡を受け，脳卒中が疑われる患者が緊急搬送された時点で，末梢静脈ラインを確保し，その際に，血算（血小板は必須），生化学（血糖は必須），凝固系（PT-INR, aPTTは必須），感染症，免疫の測定・確認を最優先で行います（rt-PA療法を配慮しての対応）．また，AFなど不整脈がないかをチェックするため，12誘導心電図を実施し，簡易型心電図モニターや自動血圧計を可能な限り早期に装着しておきます．呼吸状態によっては，動脈血ガスをチェック，経皮的酸素飽和度モニターも装着します．

　NIHSSによる神経所見評価を実施しながら，画像評価に入ります．各病院により，CT・CT angiography（CTA）ファーストと，MRI・MR angiography（MRA）ファーストにわかれます．この項では，MRIファーストを参照に記載します[3]．

　MRI検査前には，MRI検査禁忌項目のチェックは必須です．必要なシークエンスは，DWI（拡散強調画像），ADC-map（apparent diffusion coefficient），FLAIR（水抑制画像），T2*WI（T2 star強調画像），MRAで，京都医療センター版rt-PA静注療法マニュアル（以下京都医療センターrt-PAマニュアル）でも，これらの画像を急性脳卒中の診断のために撮影します[3]（図2）．

NIH Stroke Scale（NIHSS）　　　　　患者名＿＿＿＿＿＿＿＿＿＿＿＿

1a）意識水準
- □ 0：完全覚醒
- □ 1：簡単な刺激で覚醒
- □ 2：くりかえし刺激，強い刺激で覚醒
- □ 3：完全に無反応

1b）意識障害
―質問（今月の月命および年齢）
- □ 0：両方正解
- □ 1：片方正解
- □ 2：両方不正解

1c）意識障害
―従命（開閉眼，「手を握る・開く」）
- □ 0：両方可
- □ 1：片方可
- □ 2：両方不可

2）最良の注視
- □ 0：正常
- □ 1：部分的注視麻痺
- □ 2：完全注視麻痺

3）視野
- □ 0：視野欠損なし
- □ 1：部分的半盲
- □ 2：完全半盲
- □ 3：両側性半盲

4）顔面麻痺
- □ 0：正常
- □ 1：軽度の麻痺
- □ 2：部分的麻痺
- □ 3：完全麻痺

5）上肢の運動（*仰臥位のときは45度）
左
- □ 0：90度*を10秒間保持可能（下垂なし）
- □ 1：90度*を保持できるが，10秒以内に下垂
- □ 2：90度*の挙上または保持ができない
- □ 3：重力に抗して動かない
- □ 4：全く動きがみられない
- □ N：切断，関節癒合

右
- □ 0：90度*を10秒間保持可能（下垂なし）
- □ 1：90度*を保持できるが，10秒以内に下垂
- □ 2：90度*の挙上または保持ができない
- □ 3：重力に抗して動かない
- □ 4：全く動きがみられない
- □ N：切断，関節癒合

6）下肢の運動
左
- □ 0：30度を5秒間保持可能（下垂なし）
- □ 1：30度を保持できるが，5秒以内に下垂
- □ 2：重力に抗して動きがみられる
- □ 3：重力に抗して動かない
- □ 4：全く動きがみられない
- □ N：切断，関節癒合

右
- □ 0：30度を5秒間保持可能（下垂なし）
- □ 1：30度を保持できるが，5秒以内に下垂
- □ 2：重力に抗して動きがみられる
- □ 3：重力に抗して動かない
- □ 4：全く動きがみられない
- □ N：切断，関節癒合

7）運動失調
- □ 0：なし
- □ 1：1肢
- □ 2：2肢
- □ N：切断，関節癒合

8）感覚
- □ 0：障害なし
- □ 1：軽度から中等度
- □ 2：重度から完全

9）最良の言語
- □ 0：失語なし
- □ 1：軽度から中等度
- □ 2：重度の失語
- □ 3：無言，全失語

10）構音障害
- □ 0：正常
- □ 1：軽度から中等度
- □ 2：重度
- □ N：挿管または身体的障壁

11）消去現象と注意障害
- □ 0：異常なし
- □ 1：視覚，触覚，聴覚，視空間，または自己身体に対する不注意，あるいは1つの感覚様式で2点同時刺激に対する消去現象
- □ 2：重度の半側不注意あるいは2つ以上の感覚様式に対する半側不注意

総合点＝ ＿＿＿＿ ／42

日　付：＿＿＿＿＿＿＿＿＿

評価者：＿＿＿＿＿＿＿＿＿

図1 ● NIHSSの評価項目
文献2を参考に作成

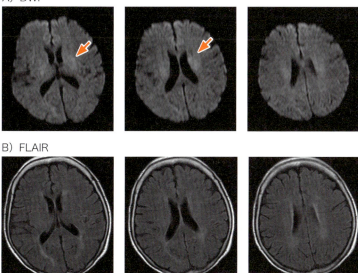

図2 ● 超急性期脳梗塞MRIの比較：DWIとFLAIRの画像所見

➡：脳梗塞部位

A) DWIは水分子の拡散・運動を画像化したもので，拡散が低下した領域が高信号として描出される．

B) FLAIR画像は，基本的には水の信号を抑制したT2強調画像であり，時間経過した脳梗塞部位診断に有用．また，DWI-FLAIR mismatchは，DWIで高信号であるが，FLAIRでは変化がない状態で，超急性期脳梗塞の治療を考慮するうえで重要な情報となる．

4 血栓溶解療法（rt-PA療法）

1) rt-PA療法とは

rt-PA療法に関して，まずポイントを記載します．

1) すべての脳梗塞にその適応を考慮すべき治療法で，経静脈血栓溶解療法に使用可能なrt-PAはアルテプラーゼのみです．
2) 経静脈的rt-PA血栓溶解療法は，発症から薬剤投与まで4.5時間以内に限られ，アルゴリズムを考慮しての治療戦略が必要です．
3) 4.5時間以内であっても，1分でも早い治療開始の方が有効性が高いです．
4) 治療指針に則り，適応外項目，慎重投与項目をチェックします（**表1**）．

1995年のNINDS rt-PA試験をもって，世界ではじめてrt-PA療法が登場，脳梗塞超急性期治療の新たな幕開けとなりました．2012年，わが国でもその適応は4.5時間と拡大しました．

2) rt-PA療法の実際

患者来院までの院内対応では，発症時刻に関するできるだけ正確な情報を入手します．発見時刻は発症時刻ではないので，発症時刻が不明なときは，最終未発症時刻をもって発症時刻とします．発症4.5時間以内に治療が可能か否かを考えて脳卒中専門医を中心にチームで対応します．患者搬送後は，迅速に病歴聴取，神経所見の評価を行い，同時に緊急採血，12誘導心電図を実施し，rt-PA療法の適応・非適応（禁忌），慎重項目のチェックリスト（**表1**）に「あり・なし」のチェックを行います．また，放射線部門に連絡し，画像評価を行います．rt-PA療法適応の判定は，脳卒中専門医およびそれに準ずる医師が行い，ICUに移送し，体重測定を行います．慎重投与例への対応ですが，81歳以上の高齢者・NIHSS 26ポイント以上の重症例・脳梗塞既往に糖尿病を合併している症例・経口抗凝固薬投与中に該当する場合は，適応の可否をより慎重に検討しなければなりません．インフォームドコンセントは，脳卒中専門医が行うのが望ましく，治療により予想される利益，不利益を十分に説明し同意を得る必要があります．

rt-PA療法開始が決定すれば，投与量はアルテプラーゼ0.6 mg/kgで，10％を急速投与，残りを1時間かけて静注とされていますが，京都医療センターrt-PAマニュアルでは，アルテプラーゼ0.6 mg/kgの10％を輸液ポンプで2分間かけて滴下し，残りを58分間で静注，患者体重別の投与換算表をベッドサイドに用意しておきます．投与可能なら脳保護薬エダラボンも同時に静脈投与します．ICUで行う投与後の観察は，バイタルサイン，意識レベル，NIHSSによる神経所見，全身の出血傾向の有無などで，症状急変などがあれば，脳出血の可能性を考慮し対応します．

⑤ 脳血管内治療

急性期脳梗塞治療において，わが国では前述したrt-PA療法を第1に考慮しますが，なかには，rt-PA療法非適応例や，rt-PA療法を実行しても再開通しない

表1 ● rt-PA療法適応チェックリスト

アルテプラーゼ静注療法　適応・非適応　チェックリスト		
適応外　（禁忌）	あり	なし
発症〜治療開始時刻4.5 　発症時刻　　『　　：　　』 　治療開始（予定）時刻　『　　：　　』	□	□
既往歴		
非外傷性頭蓋内出血	□	□
1カ月以内の脳梗塞（TIAは含まない）	□	□
3カ月以内の重篤な頭部脊髄の外傷あるいは手術	□	□
21日以内の消化管あるいは尿路出血	□	□
14日以内の大手術あるいは頭部以外の重篤な外傷	□	□
治療薬の過敏症	□	□
臨床所見		
くも膜下出血（疑）	□	□
急性大動脈解離の合併	□	□
出血の合併（頭蓋内出血，消化管出血，尿路出血，後腹膜出血，喀血）	□	□
収縮期血圧（降圧療法後も185 mmHg以上）	□	□
拡張期血圧（降圧療法後も110 mmHg以上）	□	□
重篤な肝障害	□	□
急性膵炎	□	□
血液所見		
血糖異常（＜50 mg/dL，または＞400 mg/dL）	□	□
血小板100,000/mm^{3}以下	□	□
抗凝固療法中ないし凝固異常症においてPT-INR＞1.7	□	□
APTTの延長〔前値の約1.5倍（目安として約40秒）を超える〕	□	□
CT/MRI所見		
広汎な早期虚血性変化	□	□
圧排所見（正中構造偏位）	□	□

慎重投与に関しては専門書を参照

症例，再開通が困難と予測される閉塞部位（内頸動脈閉塞，中大脳動脈起始部閉塞，脳底動脈閉塞）の症例があります．このような症例には，**脳血管内治療**による早期再開通を実施し，脳梗塞形成をできるだけ最小限とし，患者の機能予後を

よくすべく図るべきです[4]．

　Multi-Device時代を迎え，依然，術者間の差はあるものの手技時間は大幅に短縮されています．しかし，脳梗塞を発症した患者ができるだけ早く搬送され，来院〜穿刺時間（door to puncture time）が短くなければ，虚血曝露時間は減ります．早期再開通を達成するためには，door to puncture timeを90分以内に目標をおくこと，内頸動脈閉塞，中大脳動脈起始部閉塞，脳底動脈閉塞などrt-PA療法のみでは再開通が期待しにくい症例では，rt-PA療法開始と同時に，脳血管内治療に踏み込む体制が重要です．

6　脳梗塞病型別にみた急性期治療

　脳梗塞は，臨床病型〔ラクナ梗塞（LI），アテローム血栓性脳梗塞（ATBI），心原性脳塞栓症（CIE），その他の脳梗塞（CS）〕，発症機序（血栓性，塞栓性，血行力学性），病巣による症候（灌流域）で，診断します．この項では，臨床病型別に急性期治療について脳卒中治療ガイドライン2015を参考に記載します．

1）心原性脳塞栓症

　心原性脳塞栓症では，脳浮腫対策と再発予防が主になります．また，血圧管理では220/120 mmHg以上では降圧を考慮すべきです．広範囲梗塞で頭蓋内圧亢進を伴う場合，高張グリセロールの投与が推奨され，投与量は年齢や重症度により異なりますが，10〜12 mL/kgを数回に分けて点滴静注します．

　心不全例では注意が必要です．再発予防のため抗凝固療法を行いますが，ワーファリンは即効性がないため，PT-INRが治療域に達するまでヘパリンを投与します．急性期のヘパリン投与に関しては，複数のランダム化比較試験が実施されましたが明確な有用性は示されていません．個々の症例ごとに適応を判断しますが，心原性脳塞栓症では急性期に再発率が高いことから，わが国ではしばしば投与されています．投与を考慮する条件として，下記の点があげられます．

1）非感染性
2）頭部CTで塊状の出血がみられないこと
3）高齢でないこと（具体的基準はない）

4）2枝領域以上の大梗塞でないこと
5）著しい高血圧（180/100 mmHg 以上）がない

指標として，APTT（activated partial thromboplastin time）が正常の1.5〜2.0倍程度になるように用量調節します．神経症候とCTで経過を追い，臨床症候に影響する出血性梗塞の有無をチェックします．その後，ワーファリンやDOACを検討しますが，この点に関しては，**第3章-2，3**での記載を参照してください．

2）アテローム血栓性脳梗塞

アテローム血栓性脳梗塞では，抗凝固療法（ヘパリン，アルガトロバン），抗血小板療法（点滴製剤，内服薬），脳保護薬（エダラボン）が複数選択されます．抗凝固療法では，発症48時間以内の脳梗塞ではヘパリンを使用することを考慮してもいいですが，充分な科学的根拠はありません．発症3時間以内の非ラクナ性半球梗塞に通常のヘパリンを投与（APTT 2〜2.5倍に調整）した結果，自立できる患者が有意に増加したとする報告はあります[5]．また発症48時間以内で病変最大径が1.5 cmを超すような脳梗塞（心原性脳塞栓症を除く）には，アルガトロバンが推奨されます．アルガトロバンは，発症48時間以内の脳血栓症（特に皮質梗塞）に有用であり，出血性合併症が少ないです．アテローム血栓性脳梗塞に対する抗血小板療法で，わが国では，オザグレル®ナトリウム（選択的トロンボキサンA2合成阻害薬）の点滴投与が，発症5日以内に，160 mg/日で推奨されます．内服では，アスピリン160〜300 mg/日の経口投与が古くから推奨されていますが，クロピドグレルやシロスタゾールも使用されます．発症早期では，これら内服薬の組合わせ（2剤）や，オザグレル®ナトリウムと内服薬との組合わせも考慮されます．

3）ラクナ梗塞

ラクナ梗塞に対する急性期治療は原則として抗血小板療法を行いますが，アテローム硬化が関与する場合や症状が進行する症例には抗トロンビン薬を投与し，心原性塞栓による発症の場合は抗凝固療法を行います．BAD（branch atheromatous disease）は，大径穿通枝の母動脈からの分岐部近傍のアテロームプラー

クを基盤とした血栓により，穿通枝全域に及ぶ梗塞をきたす病型を指し，わが国や米国でアテローム血栓性脳梗塞，ラクナ梗塞とは異なる病型として捉えられています．抗酸化薬であるエダラボンは脳保護薬で，発症24時間以内のあらゆる臨床病型に使用されます．

おわりに

　急性期脳梗塞治療は，まさに時間との戦いであり，"Time is Brain."です．救急外来で迅速で正確な診断を行い，rt-PA療法を的確に施すには，日常より，脳卒中にかかわる院内のスタッフで，実践を意識した勉強会を行っておく必要があり，救急隊との密な連携も大切です．

文献

1）Jauch EC, et al：Guidelines for the early management of patients with acute ischemic stroke: a guideline for healthcare professionals from the American Heart Association/American Stroke Association. Stroke, 44：870-947, 2013
2）Lyden P, et al：Improved reliability of the NIH Stroke Scale using video training. NINDS TPA Stroke Study Group. Stroke, 25：2220-2226, 1994
3）Ohtani R：虚血性脳血管障害急性期 rt-PA（アルテプラーゼ）静注療法マニュアル 国立病院機構京都医療センター版
（http://www.hosp.go.jp/~kyotolan/img/img/guide/medicalinfo/neurology/rt-pa-1.pdf）
4）Hirsch JA & Gonzalez RG：Understanding IMS III: old data shed new light on a futile trial. J Neurointerv Surg, 6：3-4, 2014
5）Camerlingo M, et al：Intravenous heparin started within the first 3 hours after onset of symptoms as a treatment for acute nonlacunar hemispheric cerebral infarctions. Stroke, 36：2415-2420, 2005

第5章 連携して診る

Lesson 8 観察研究での統計解析

和田啓道

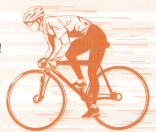

ココが全力ポイント！

① コホート研究の主な目的はアウトカムと予測因子の調査！
② カプランマイヤー法とCox比例ハザードを理解する！
③ 層別化解析と交互作用の関係を理解する！
④ 臨床研究も経験が必要！

1 介入研究と観察研究

　臨床研究とは，人を対象とする医学系の研究です．病気の原因やしくみを理解すること，病気の予防・診断・治療の方法をよりよくすること，（もしその病気が治らないとしても）患者の生活の質を向上させることを目的としています．

　臨床研究には，介入研究と観察研究があります．**介入研究**とは，通常の診療を超えた医療行為（新しい薬の投与など）の効果を確かめる研究，あるいは，通常の診療の範囲内でも患者を2つ以上のグループに分けて異なる医療行為の割付を行い，その効果を実験的に比較する研究のことです．これに対して，**観察研究**とは，介入を伴わない，通常の診療の範囲内の医療記録や，血液や尿などの検体を用いた研究です．

2 コホート研究

　観察研究には，コホート研究（cohort study），患者-対象研究（case-control study），横断研究（cross-sectional study）があります．このなかで，われわれ

臨床医が最もよく見かける，オーソドックスな研究手法であるコホート研究に絞って説明していきます．

コホート研究とは，研究対象者の一群（＝**コホート**．もともとの意味は古代ローマの歩兵隊の一単位で300名か600名）を一定期間にわたって**フォローアップ（追跡観察）**する研究で，主な目的は2つあります．1つ目は，フォローアップ期間中における，**アウトカム**〔例：心筋梗塞，脳卒中，全死亡，心血管死亡の発生（incidence）〕を調べることです．2つ目は**予測因子**（例：年齢，性別，体重，高血圧，抗凝固療法）とアウトカムの間にある関連を分析することです．

③ カプランマイヤー法とCox比例ハザードモデル

予測因子とアウトカムの関連を調べるためには，**生存時間分析**とよばれる統計解析手法が用いられます．生存時間分析法のうち，よく使われているのが，カプランマイヤー（Kaplan-Meier）法とCox比例ハザードモデルです．

カプランマイヤー法とは観察期間の途中で消息がわからなくなった脱落症例の追跡を**打ち切り（censor）**として，各観測区間で実際に生死（あるいは脳梗塞などのアウトカム発症）を確認できる対象者の数を分母，生存者（あるいはアウトカムを発症していない者）の数を分子にした割合をもとに生存率をプロットして曲線を描く方法で，この曲線を**カプランマイヤー曲線**といいます．2つ（あるいは3つ以上）の群で，それぞれのカプランマイヤー曲線を描き，生存率/死亡率（あるいはアウトカムの非発生率/発生率）を比較する場合，**ログランク検定**（log rank test）などが用いられます．

Cox比例ハザードモデルは，生存時間分析における**多変量解析法**の1つで，複数の因子を同時に考慮して相互に補正し推定される（予測因子とアウトカムの）関連性を示します．

④ 伏見AFレジストリの論文を例にした生存解析の実際

伏見AFレジストリで，脳卒中/全身性塞栓症の発生率が，持続性AFよりも発作性AFにおいて有意に低いことを示した論文[1]を例にとってみましょう．

図1は前述論文の図2から抜粋したもので，登録時に経口抗凝固薬が処方され

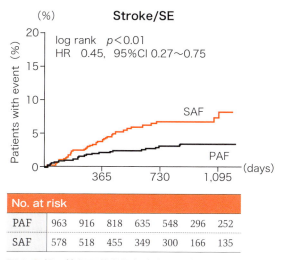

図1 ● 経口抗凝固薬非投与患者の脳卒中／全身性塞栓症発症率
文献1より引用

ていなかった患者における追跡期間中の発生した脳卒中／全身性塞栓症の発症に関するカプランマイヤー曲線です（縦軸はアウトカムの発生率）．

　持続性AF（SAF）群と比較して，発作性AF（PAF）群は，ログランク検定で$p<0.01$と有意にイベント（アウトカム）発症が少なく，**無調整のCox比例ハザード比（HR）**は0.45，95％信頼区間（CI）は0.27〜0.75でした．しかしながら，これだけではいまだ発作性AFが脳卒中／全身性塞栓症の独立した負の予測因子であるとはいえません．つまり，脳卒中／全身性塞栓症の独立した予測因子であることが一般に認知されている$CHADS_2$スコアの5つの構成因子〔うっ血性心不全，高血圧，高齢（≧75歳），糖尿病，脳卒中の既往〕を含む多変量解析を行うと，発作性AFと脳卒中／全身性塞栓症の関連が打ち消されてしまう可能性があります．

　そこで，これらの5つの因子と発作性AFを含む**多変量Cox比例ハザード解析**を行った結果が表1のモデル1です．ご覧の通り，発作性AFはこれらの因子で補正してもハザード比0.53，95％CI 0.31〜0.89であり，脳卒中／全身性塞栓症と有

表1 ● 経口抗凝固薬非投与患者の多変量Cox比例ハザード解析

Variable	Model 1 Hazard Ratio (95%CI)	p Value	Model 2 Hazard Ratio (95%CI)	p Value
PAF	0.53（0.31〜0.89）	0.02	0.51（0.30〜0.88）	0.01
Congestive heart failure	1.00（0.52〜1.81）	0.99	1.14（0.62〜2.21）	0.68
Hypertension	1.12（0.66〜1.87）	0.67	1.12（0.65〜1.89）	0.69
Age（≥75 y）	1.85（1.08〜3.25）	0.02	1.43（0.81〜2.56）	0.22
Diabetes mellitus	1.41（0.78〜2.44）	0.25	1.26（0.67〜2.24）	0.57
History of stroke	2.23（1.22〜3.90）	0.01	2.25（1.23〜3.94）	<0.01
Female sex	−	−	1.53（0.84〜2.80）	0.17
Vascular disease	−	−	1.25（0.54〜2.55）	0.58
Low body weight（≤50 kg）	−	−	2.93（1.58〜5.44）	<0.01

血管疾患には陳旧性心筋梗塞，末梢動脈疾患が含まれた．CI：信頼区間．
文献1より引用

意な負の関連を認めることがわかりました．また，$CHADS_2$-VAScスコアの構成因子である女性，血管疾患，さらに本研究グループが既報[2]で脳卒中/全身性塞栓症の独立した予測因子であることを示した低体重（≤50 kg）を追加投入したモデル2でも，ハザード比は0.51，95％信頼区間は0.30〜0.88であり，発作性AFと脳卒中/全身性塞栓症の負の関連は有意なものであることが明らかとなりました（表1）．

5 層別化解析

全体解析で多変量解析の結果，有意な関連があるとされた場合でも，**層別化解析**すると，あるサブグループでは有意な関連があるものの，他のサブグループでは有意な関連はない（例えば性別で層別化すると男性では独立した関連があるが女性では有意な関連がないなど）という場合もあるので注意が必要です．十分な検出力のもとで，このような結果が得られた場合には，予測因子とアウトカムの関連に（性別の）**交互作用**がある，ということになります．前述の論文では，年齢を4つのサブグループ（65歳未満，65〜74歳，75〜79歳，80歳以上）に層

別化して，発作性AFと脳卒中/全身性塞栓症の関連に，年齢層が交互作用を有するかどうかを検討した結果，年齢層は有意な交互作用を有さない（$p = 0.27$）ことが示されました．

6 臨床研究に興味のある方へ

臨床研究の経験は，臨床や基礎研究の経験と共通する部分があり，それぞれの経験が相互に役立つと思います．しかし逆に，代用不可能な，固有の経験を積まないと上達しない部分もあります．統計解析もそのような分野のひとつかもしれません．

一流のサッカー選手でも，野球の練習をしなければプロ野球選手にはなれないように，一流の基礎研究者であっても臨床研究を実践的に学んだことがなければ，臨床研究の分野では素人でしょう．臨床研究に興味のある方は，なるべく多くの臨床研究に携わって，経験を積んでいくことが大切だと思います．

文 献

1）Takabayashi K, et al：Incidence of stroke or systemic embolism in paroxysmal versus sustained atrial fibrillation: the Fushimi atrial fibrillation Registry. Stroke, 46：3354-3361, 2015
2）Hamatani Y, et al：Low body weight is associated with the incidence of stroke in atrial fibrillation patients－insight from the Fushimi AF Registry. Circ J, 79：1009-1017, 2015

第6章 徹底討論！症例カンファレンス

Case 1　DOAC症例，周術期のヘパリン置換どうする？

　抗凝固薬服用中のAF患者が観血的手術を受ける際，一時的に抗凝固薬を休薬する必要があります．その間に血栓症を起こさないよう，術前から術後にかけての休薬期間中に，ヘパリンを投与して橋渡しを行う**ヘパリン置換（ヘパリンブリッジ）**が行われます．

　抗凝固薬がワーファリンだった時代は，患者にも手術を行う診療科の先生にもヘパリン置換の評判は最悪でした．そのうえ最近のRCT（**BRIDGE試験**[1]）で，"ヘパリン置換，危ないばかりでメリットなし"とのデータも出て，評判はさらに下降の一途．

　DOAC時代になって，休薬期間が劇的に短くなったので，ヘパリン置換はほとんど必要なくなったのですが，そうはいってもこの症例は，しなくて大丈夫？

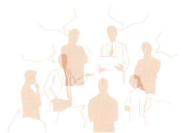

このカンファレンスの登場人物

益永…心カテ室ナンバー2で，病棟医長．黙々と仕事する職人肌で，同僚や若手からの信望も厚い．愛称「まっさん」
山下（陽）…初期研修医．何事にも真剣に取り組む，爽やかで謙虚なナイスガイ．進路を心臓外科か脳外科で迷っている．
阿部…静岡県磐田市が生んだ天才．心カテ室チーフ．常に冷静沈着，理路整然，当科の理論的支柱．
安…神戸中央市民と小倉記念での豊富な経験をひっさげて当科入りした，切れ味抜群，アブレーションのチーフ．
石井…赤尾・益永のバスケ部後輩．豪快なキャラクターで，当科のムードメーカー的存在．緊急PCIと宴会が大好き．
赤尾…個性派揃いの循環器内科を束ねる，笑顔の似合う総監督．野生の勘と鋭い眼差しで常にAFに目を光らせる．
井口…草食系，癒し系循環器内科医として，当科では特異な存在感を放つ，心不全チームのリーダー．
細谷…初期研修医．まじめでスマート，笑顔の似合う色白アイドル系，呼吸器内科を志している．
土井…後期研修医で，当科期待のホープ．洛星野球部で鍛えた体力と精神力．初期研修医の兄貴分．

山下（陽） 症例提示します．

症例 77歳女性．63歳でAFを指摘されワーファリン開始，72歳で他院にてアブレーション・ペースメーカー留置，75歳で，ワーファリンからエリキュース®へ変更されました．昨年（76歳），右膝人工関節置換術を受けており，そのときは周術期にエリキュース®が21日間も中止されましたが，有害事象は起こりませんでした．今年，左膝も手術予定となり，入院してエリキュース®を中止したところ，その翌日に脳梗塞を院内発症してしまいました．rt-PAを投与され，幸いほぼ後遺症なく軽快しました．
　今回は，術前評価の**経食道エコー（TEE）**目的に当科入院となりました．検査結果は，左房内に「**もやエコー**」を認めますが，明かな血栓は認めませんでした（**図1**）．

山下（陽） このままエリキュース®を継続し，今回は周術期にヘパリン置換を行う予定です．調べたんですが，**周術期抗凝固薬休薬**による血栓症イベントの発症率は，0.4〜1.0％程度のようです．

益永（司会） DOAC症例だと，周術期のヘパリン置換の指示は皆さんどうしてますか？

阿部 一次予防（脳梗塞既往なし）はまずしない，二次予防（脳梗塞既往あり）ならする．（だいたいみな同意）

安 アブレーション周術期でも最近はしない流れになっています．DOACでは

A）左心房

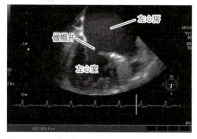

B）左心耳

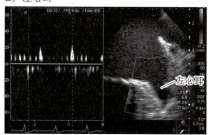

図1 ● 経食道エコー
A）左心房：もやエコーあり，心腔内血栓は認めない．
B）左心耳の流速：21.8〜16.7 cm/秒

なくワーファリンに関してですが，外科手術に関しても，去年のBRIDGE試験[1]で，周術期のヘパリン置換は，虚血性イベントを減らさずに，出血事象が多くなるため，むしろ有害だと結論されていますよね．去年の抄読会で僕が読みましたけど，確かほとんどが小手術で，この患者さんのような整形外科の大手術は割合として少なかった気がします．出血が問題となるのは，ほとんどが術後でしょうから，DOAC症例ならヘパリンは術前だけだし，そんなに問題にならないんじゃないかなー，って思います．

> 当院の安全管理副部長をつとめる

阿部 当院の安全管理室で把握している範囲では，ヘパリン置換した患者で周術期に出血した症例は，昨年度が2例，いずれも出血は術後に起きている．でも，抗血栓薬を中止した症例で，ヘパリン置換の有無にかかわらず脳梗塞やSTEMI等の重篤な塞栓イベントは1例もなかったよ．

石井 術後の出血って，術後の抗凝固薬再開のタイミングにもよりますよね．もしかしたら，抗凝固薬再開の判断が早すぎた，ということかもしれないですよね．けっこうウチの外科なんかは，術後の止血に自信をもってる印象で，再開許可のタイミングが早い気もするなぁ．

赤尾 BRIDGE試験で，ヘパリン置換はほぼ否定されたとみられがちだけど，やっぱりそれが必要なハイリスク例が存在する，ということだよね．

井口 そのリスクをどう評価するか，ですよね．CHADS$_2$スコアなどのリスクスコアは，あくまで長期的な塞栓症リスクを評価するためのもので，周術期といった短期的なリスクを評価する指標がないですね．

山下（陽） 周術期抗凝固療法中断のリスクについて，ACCPのガイドライン（**表1**）を示します．CHADS$_2$スコア5点以上や，脳卒中・TIA既往例，リウマチ性心臓弁膜症は高リスク例とされ，ヘパリン置換が推奨されています．2016年に発表されたexpert opinionでも，だいたい同じような症例でヘパリン置換が必要とされています（**表2**）．どうせヘパリン置換するのなら，あえてTEEは要らないと思います．

赤尾 このガイドラインでは，リスク層別化にTEEを要求していないよね．TEEしても，ハッキリと血栓がフラフラ浮遊していればもちろん高リスクといえるだろうけど，なかなか高リスク・低リスクの2つに分けるのは難しいよね．結局はヘパリン置換をするかしないかの2択になるわけやからね．

表1 ● 周術期抗凝固療法中断のリスク評価（ACCPガイドライン）

	評価項目
高リスク	$CHADS_2$スコアが5〜6点
	3カ月以内の脳卒中・TIA既往
	リウマチ性心臓弁膜症
中リスク	$CHADS_2$スコアが3〜4点
低リスク	$CHADS_2$スコアが0〜2点かつ，脳卒中・TIA既往がないこと

文献2を参考に作成

表2 ● ヘパリン置換が必要とされる患者群（Expert opinion）

- 過去の抗凝固薬中止期間中または投与期間中に塞栓症を発症した場合
- 過去3カ月以内に脳血管イベントまたはTIAを発症した場合
- 過去1カ月以内に壁在血栓または左心耳内血栓を指摘されている場合
- 僧房弁置換術（機械弁）を施行された場合
- Older caged ballまたはtilting disc mechanical valveを植え込まれている場合
- 過去3カ月以内に静脈血栓症を発症している場合
- 静脈血栓症を発症し，抗リン脂質抗体症候群・プロテインC/S欠乏症・アンチトロンビンIII欠乏症といった血液凝固能亢進状態であるもの

※ただし，DOACによる抗凝固療法の場合は必要ではないという専門家の意見もある．
文献3を参考に作成

益永 TEE自体も侵襲的検査だから，全例にやるわけにもいきませんしね．

石井 あと，「**D-dimer**でリスク層別化できる」という話もあるみたいやけど，左房血栓でD-dimerってホントに上がるんですかね〜？実臨床で役に立ちそうには思えないけど．

阿部 そりゃ血栓の大きさとかにもよるし，DVT（深部静脈血栓症）とかじゃなくて左心耳血栓だけなら上がらないでしょ

安 D-dimerは，negative predictive valueの高い検査だから，低ければ安心といえるけど，高いからどう，というのは難しいんじゃないですかねぇ．

益永 D-dimerは何でも上がるからねぇ．

山下（陽） 規模は小さいですが，DOAC患者の周術期ヘパリン置換について，Dresden NOAC registryという観察研究のデータが報告されていて，ヘパリン置換によって血栓症の発生率には有意差を認めず，出血のリスクは有意に増加

していました[4]．

細谷 エリキュース® の半減期って，どのくらいなんですか？ それを1日やめたぐらいですぐに脳梗塞って起こるんですか？

安 たまたまそのタイミングで起きただけ，って可能性もありえるよね．

赤尾 今はまだ散発的な単施設の報告だけど，DOAC 服用中で脳梗塞を起こしている症例は，術前の**休薬**や，**飲み忘れ**がかなり多いみたいだよ．

安 そういう意味では DOAC は1日の飲み忘れが致命的になる可能性がありますね．服薬アドヒアランスの悪い人は，ワーファリンだと PT-INR で効き具合が確認できますし，効果が切れるのが遅いワーファリンの方がむしろいいかもしれませんね．

（緊急対応で遅れて参加の）

土井 術前の TEE は，どんなタイミングでやるんですか？ エリキュース® を試しに1日やめて翌日，とかするんですか？

赤尾 それはないやろ〜（笑）

Take home message

DOAC 時代の周術期ヘパリン置換

- 多くはないが，ヘパリン置換を必要とする症例がある（のだろう）．
- しかし，その適応症例は不明．脳梗塞既往例は行った方がよい（だろう）．TEE を含めた術前検査の意義も不明．
- ヘパリン投与は術前の短期間だけ（長くて2日）なので，おそらく安全だが，塞栓症予防効果があるかも不明．
- 術後の DOAC 再開のタイミングが，術後出血の規定因子になる（だろう）．

Dr. Akao's comment

あいまいな結論でスミマセン！ 要は「DOAC に関しては全くエビデンスがないので，手探りでやるしかない」というのが現状です．患者としっかり合意形成をすることが大切です．

文 献

1) Douketis JD, et al.：Perioperative bridging anticoagulation in patients with atrial fibrillation. N Engl J Med, 373：823-833, 2015
2) Douketis JD, et al：Perioperative management of antithrombotic therapy: Antithrombotic Therapy and Prevention of Thrombosis, 9th ed: American College of Chest Physicians Evidence-Based Clinical Practice Guidelines. Chest, 141：e326S-e350S, 2012
3) Rose AJ, et al.：A call to reduce the use of bridging anticoagulation. Circ Cardiovasc Qual Outcomes, 9：64-67, 2016
4) Beyer-Westendorf J, et al.：Peri-interventional management of novel oral anticoagulants in daily care: results from the prospective Dresden NOAC registry. Eur Heart J, 35：1888-1896, 2014

第6章 徹底討論！症例カンファレンス

Case 2 AF合併の心不全，アブレーションで救えるか？

　AFはクスリで無理してやっつけても（**リズムコントロール**）いいことはありません，上手く付き合えば（**レートコントロール**）十分です，というのが今の常識．でも，EF（左室駆出率）低くてギリギリの心不全患者にAFが出てしまったら，かろうじて保っていたバランスが崩れて急降下…，そういう症例はさすがにAFをやっつけたほうがいいだろう．そんな期待を込めて行われた**AF-CHF試験**でも，抗不整脈薬は結果を出せず，リズムコントロールでは患者予後はよくならないことが決定的になりました．

　でも，クスリじゃなくて**カテーテルアブレーション（CA）**だったらよくできるのでは？

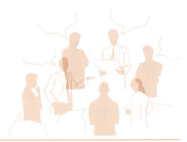

このカンファレンスの登場人物

益永…心カテ室ナンバー2で，病棟医長．黙々と仕事する職人肌で，同僚や若手からの信望も厚い．愛称「まっさん」．
細谷…初期研修医．まじめでスマート，笑顔の似合う色白アイドル系．呼吸器内科を志している．
手塚…小柄で穏やか，常にマイペース．心不全チームのナンバー2．プライベートはナゾに包まれる．
阿部…静岡県磐田市が生んだ天才．心カテ室チーフ．常に冷静沈着，理路整然，当科の理論的支柱．
赤尾…個性派揃いの循環器内科を束ねる，笑顔の似合う総監督．野生の勘と鋭い眼差しで常にAFに目を光らせる．
石井…赤尾・益永のバスケ部後輩．豪快なキャラクターで，当科のムードメーカー的存在．緊急PCIと宴会が大好き．
井口…草食系，癒し系循環器内科医として，当科では特異な存在感を放つ，心不全チームのリーダー．
安…神戸中央市民と小倉記念での豊富な経験をひっさげて当科入りした，切れ味抜群，アブレーションのチーフ．
岸本…循環器病棟の専属薬剤師．野獣系の多い当科のアイドル的存在．患者目線に立った薬剤指導に定評．

細谷 症例提示します．

> **症例** 67歳男性．50歳頃に心不全で初回入院し，心機能が非常に悪く，DCM（拡張型心筋症）と診断されました．当時，左回旋枝#13の75％狭窄に対しCypherステントが留置されています．64歳にCRT-D植込術施行されましたが，EF 20％と低左心機能で，その後も心不全で計6回入院歴があります．発作性AFに対してアンカロン®投与されており，昨年の心不全入院中にはTIAがあり，イグザレルト®を開始しました．
> 　1カ月ほど前から動悸・呼吸苦を自覚するようになり，今回の外来受診時にはAFが持続していました．また胸部X線でも肺うっ血像が出現しており，7回目の心不全入院となりました．
> 　CRT-Dデバイスのチェックでも，AFのonsetと心不全症状の出現が一致しており，今回AF出現により代償不全をきたしたと考えられました．第3病日に施行したEPSでは，何種類かの左心系由来の心房粗動（AFL）もしくはAFが疑われたため，直流除細動し，右房内で三尖弁下大静脈峡部（TA-IVC isthmus）にブロックラインを作成して終了しました．術前のTEEで左房のもやエコーが強く，左心系へのアプローチはリスクを考慮し行いませんでした．
> 　その後はアンカロン®を増量して洞調律を維持できており，利尿薬の調整により心不全も改善したため退院となりました．AF/AFLが再発するようなら，肺静脈隔離を含めた左心系へのCAを行うことも考慮しています．現在の処方は，下記の通りです．

- アーチスト®　10 mg
- アンカロン®　200 mg
- ラシックス®　100 mg
- サムスカ®　7.5 mg
- アカルディ　2.5 mg
- バイアスピリン　100 mg
- イグザレルト　10 mg

益永（司会）　かなりギリギリの心機能のHFrEFの症例ですが，こうした症例に対するリズムコントロールのメリットについてはどうでしょうか？

細谷　2008年にNEJM誌に発表された**AF-CHF試験**[1]では，1,300人あまりのEF 35％以下のAF合併心不全患者を，抗不整脈薬によるリズムコントロール群とレートコントロール群に無作為割付し，心血管死を一次エンドポイントとして比較しました．しかし，約3年の中央観察期間で，リズム

コントロールは全くメリットを示しませんでした（図1A）．
つい最近 Circulation 誌に掲載された **AATAC 試験**[2] では，同じく低左心機能の AF 合併心不全患者でアンカロン® と CA を比較する RCT が行われ，AF 再発や，全死亡，予期しない入院のいずれにおいても，CA 群がアンカロン® を大きく上回る結果が示されました（図1B）．

手塚 AF-CHF 試験で，リズム群では，レートコントロール薬はどんなふうに使われていたんですか？

細谷 β遮断薬は心不全の治療として両群でしっかり使用されていました．違いとしては，レート群でジギタリスの使用が多く，リズム群で除細動が積極的に行われたのと，アンカロン® の使用が多かったという点だと思います．

益永 その AF-CHF 試験では，各群で洞調律化してたのはどのぐらいだったの？

細谷 え〜と，24カ月の時点で，リズム群では80％，レート群では40％が洞調律になっていました．

阿部 AATAC 試験で，洞調律を維持できていた同士で比べたデータはあるの？ 結果として洞調律が維持できれば，その方法が薬剤であっても，CA であっても，差はないような気がするんだけど．

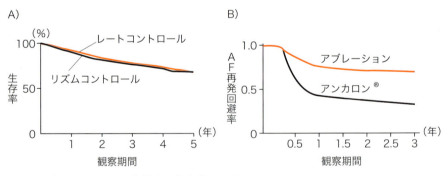

図1 ● 低左心機能の AF 合併心不全患者の RCT
A）リズムコントロール（抗不整脈薬）vs. レートコントロール（AF-CHF 試験）
文献1を参考に作成
B）アンカロン® vs. カテーテルアブレーション（AATAC 試験）
CA 群 vs アミオダロン群で，全死亡は 8％ vs 18％，$p=0.037$，予期しない入院は 31％ vs 58％，$p=0.001$
文献2を参考に作成

細谷　そういった比較は載っていなかったと思います．

赤尾　AF-CHF試験でほぼ全否定になってしまった抗不整脈薬だけど，CAでのリズムコントロールはどうか，というわけで，今年に入ってから，ちょっと症例数は少ないけどAATAC試験でよい結果がでて，スウェーデンの大規模観察研究でもCAがよかったいう結果が発表されたし[3]，CA推進派の先生たちは一気に勢いづいてるよ．CAするとEFがよくなる症例がかなりあることは，以前から言われてたしね．実際，AATAC試験でも，CA群でEFが改善している症例がかなり多いよね．でも，あまりEFがよくならない症例もあって，何がその違いを規定しているかはわからないけどね．

石井　AF頻脈が，EFが悪くなる原因になっているような症例だったら，CAはやっぱりいいんでしょうね〜．別の因子でEFが悪くなっていて，その結果AFになっているんだったら，あまりよくないでしょうしね．

井口　初発の心不全で同時にAFもはじめて指摘される症例もよくありますが，そういう場合は洞調律化を一度は試みてみた方がいいかもしれないですね．

安　かなりの頻脈ならAV node ablation（房室結節離断）も考えるのですが，この症例は確か，脈拍80〜100/分前後でしたよね〜．AF時の両心室ペーシングの割合がどの程度になっているか，そもそも，CRTレスポンダーだったのかも重要なポイントと思います．

益永　今はアンカロン®増量して洞調律を維持できているけど，再発したらどうするの？　もやエコーがあって，左心系のCAは控えたということやけど，イグザレルト®投与下でこの状態なんだよね．イグザレルト®の用量は？

細谷　この症例は，67歳男性，体重68 kg，血清クレアチニン1.8で，Ccrは38なので，イグザレルト®は10 mgの適応です．

益永　エリキュース®だったら，減量基準に引っかからないから，高用量の適応になるよね．それに変更するのもアリ？

赤尾　それもいいかもしれないけど，アブレーションの周術期だけプラザキサ®300 mg，という選択肢もいいかもしれないね．

安　もやエコーがあっても，CA周術期の脳梗塞のリスクにはならない，という報告もありますが，たぶん，もやの程度によるでしょうね．血栓と見分けがつきにくいのもありますし．手技中にワイヤーやカテーテルが左心耳

|益永| もやエコーをよくするために，抗凝固をガッツリいくとしたら，Cypherステントが入っていて，アスピリンも入ってるのはちょっと嫌だよね〜．

|阿部| 第一世代のステント（CypherやTaxus）は，抗凝固薬だけにするのは危険だから抗血小板薬併用にすべきだって，日本の先生は心配しているけど，海外のガイドラインでは全然言及されていないよね．ステントが入ってるのも左回旋枝の#13だし，抗凝固薬を高用量でいくのならアスピリンは止めてもいいかもしれないけどね．

（病棟専属薬剤師の）

|岸本| この患者さん，入院のときに残薬をもってこられてたんですけど，いっぱい余ってたんですよ〜．ちゃんと飲んでないと思います…．

|全員| え〜〜〜！！

Take home message

低左心機能AF合併心不全に対するリズムコントロール治療
- 抗不整脈薬は予後をよくしない．
- CAなら予後を改善できる可能性がある．
- CAでEFがよくなるケースも結構ある．
- CA周術期の脳梗塞リスクは高いかも．

Dr. Akao's comment

AFと心不全は悪循環を形成します．それを断ち切る意味でも，低左心機能症例では洞調律化できればメリットがありそうです．CAに期待したいところです．

文 献

1) Roy D, et al：Rhythm control versus rate control for atrial fibrillation and heart failure. N Engl J Med, 358：2667-2677, 2008
2) Di Biase L, et al：Ablation versus amiodarone for treatment of persistent atrial fibrillation in patients with congestive heart failure and an implanted device: results from the AATAC multicenter randomized trial. Circulation, 133：1637-1644, 2016
3) Friberg L, et al：Catheter ablation for atrial fibrillation is associated with lower incidence of stroke and death: data from Swedish health registries. Eur Heart J, 37：2478-2487, 2016

第6章 徹底討論！症例カンファレンス

Case 3 出血も血栓症もハイリスク患者のPCI，抗血栓療法どうする？

　AF患者は高齢で，動脈硬化リスクも多いですから，**冠動脈疾患（CAD）**の合併もそこそこ多く，伏見AF登録患者の15％ほどにCADの合併がありました．AFに対して抗凝固薬は必須ですし，**PCI**したら当然**DAPT**が加わって，抗血栓薬が3剤入ります．この3剤併用療法，昔からかなり出血が多いことは経験的に知られていましたが，つい最近まではごく普通に行われていました．そこに，**WOEST試験**が出て事態は一変，無理して3つも行っても悪いことだらけ，抗凝固薬とプラビックス®の2剤で十分，との結果がでました．しかし，これもワーファリンの話で，DOACでは，まだデータがありません．出血も血栓症もハイリスクの患者のPCI，どのように抗血栓薬を選択しますか？

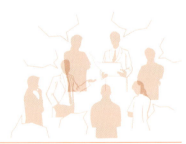

このカンファレンスの登場人物

益永…心カテ室ナンバー2で，病棟医長．黙々と仕事する職人肌で，同僚や若手からの信望も厚い．愛称「まっさん」．
池田…初期研修医．後期からの当科入りを表明した期待の新戦力．シャイだが，飲むと多弁に変身．
阿部…静岡県磐田市が生んだ天才．心カテ室チーフ．常に冷静沈着，理路整然，当科の理論的支柱．
赤尾…個性派揃いの循環器内科を束ねる，笑顔の似合う総監督．野生の勘と鋭い眼差しで常にAFに目を光らせる．
安…神戸中央市民と小倉記念での豊富な経験をひっさげて当科入りした，切れ味抜群，アブレーションのチーフ．

石井…赤尾・益永のバスケ部後輩．豪快なキャラクターで，当科のムードメーカー的存在．緊急PCIと宴会が大好き．
土井…後期研修医で，当科期待のホープ．洛星野球部で鍛えた体力と精神力．初期研修医の兄貴分．
井口…草食系，癒し系循環器内科医として，当科では特異な存在感を放つ．心不全チームのリーダー．
小川…医療センター生え抜きの不整脈チーフ．結婚を機にオタクを卒業，イギリス留学，出産と波に乗っている．

池田 症例提示します．

> **症例** 症例は66歳，男性です．PCI目的の入院です．AF・高血圧・糖尿病に対して，当科および糖尿病内科かかりつけです．9年前にワーファリンを導入されましたが，鼻出血や気分不良などでパナルジン®に変更されています．左心機能の低下もありCAGを行ったところ，右冠動脈#1の90％の高度狭窄を認めたため，バイアスピリン®を追加のうえ **BMSステント（BMS）** を留置されています．
>
> 昨年7月にEFの低下（LVEF：31％）と貧血（Hgb：8.5 g/dL）による心不全で当科緊急入院となりました．入院時よりパナルジン®は中止し，バイアスピリン®は継続していました．貧血精査目的で行った上部消化管内視鏡で胃潰瘍からの出血を認めたため，止血術施行されています．術後7日目にICA（内頸動脈）完全閉塞による脳梗塞を発症し，t-PAにより再灌流が得られて，エリキュース®を内服開始しました．
>
> 今年1月，左鼠径ヘルニア術後に一過性のトロポニンIの上昇を認め，その後にCAG施行したところ，右冠動脈#3の90％狭窄を認め，プラビックス®の忍容性を確認のうえ，PCI施行目的で入院となりました．血管径があるので，BMSを留置する方針です．現在，エリキュース®（5 mg BID），プラビックス®，バイアスピリン®を服用しています．その他，β遮断薬，ACE阻害薬，スタチン，利尿薬，PPI，DPP-4阻害薬，インスリンを使用しています．$CHADS_2$スコアは5点，CHA_2DS_2-VAScスコアは6点，HAS-BLEDスコアは4点になります．

益永（司会） 血栓症リスクも出血リスクも高い患者さんにPCIをしないといけないけど，抗血栓薬をどのように使うか，議論が分かれているところだと思うんですが，皆さんどうですか？

阿部 ヨーロッパの2014年のESCコンセンサスドキュメント[1]は，**薬剤溶出性ステント（DES）** だと，最初の1カ月は3剤，その後は1年後まで抗凝固薬と抗血小板薬の2剤，となってるよね．2016年のESCガイドライン[2]でも同様で（**第2章-4 図3**参照），またこの症例はBMS留置なので，3剤は4週間でいいんじゃないかな．

益永 その場合，先生は抗血小板薬はどっちを残すんですか？

阿部　抗血小板薬単剤残す場合は，ボクはアスピリン．でもこの患者さんでは胃潰瘍既往があるから，プラビックス®の方がいいかもね．

池田　有名な研究ですが，2013年にLancet誌に掲載された**WOEST試験**[3]を紹介します．1年以上抗凝固薬（ワーファリン）を内服しており，治療適応となるCAD（冠動脈造影で75％以上の狭窄 or FFR＜80％）を有する患者573人を，**3剤併用**と**2剤併用**の2群にランダム割付しました．2剤併用群では出血が有意に少なかっただけでなく，ステント血栓症を含む血栓性イベントも増えていなかった，という結果でした（表1，第2章-4 図2参照）．

赤尾　この症例で，最初から2剤併用にするという選択肢はどうなの？最近は，WOEST-like strategyで，最初から2剤併用にして，3剤併用は行かない，という施設も増えていると聞くけど．

阿部　WOESTの結果は，アメリカではヨーロッパ程は重要視されていないよね．片群300例弱で症例数が少ないし，たしかAFの症例も7割ぐらいじゃなかったかな．それにこれはワーファリンの話であって，DOACではどうかわかんないしね．DOACだと出血が少ないぶん3剤併用のデメリットが出ないかもしれないし．DOACでのRCTの結果が出ないとなんともいえないよね．

赤尾　どのDOACでもRCTが進行中で，おそらくここ数年以内に続々と結果が出てくるよ．

阿部　この症例，胃潰瘍の出血後に脳梗塞起こしたよね．出血のあと輸血したの？輸血しているときに脳梗塞って，よくあるけど．

表1 ● 抗血栓療法開始1年間のイベント発症率（WOEST試験より）

	2剤併用群	3剤併用群	ハザード比（95％CI）	p値
出血イベント	19.4%	44.4%	0.36（0.26〜0.50）	＜0.0001
死亡・心筋梗塞・脳卒中・PCI・ステント血栓症	11.1%	17.6%	0.60（0.38〜0.94）	0.025

2剤併用群：ワーファリン，プラビックス®
3剤併用群：ワーファリン，プラビックス®，アスピリン
PCI施行予定の冠動脈疾患を合併するAF患者において，3剤併用群と2剤併用群を比較したRCTの結果

赤尾　出血は致死的になることは少ないし，かえって隠れている癌が見つかったりしてよいこともある，っていう意見もあるよね．でも，出血のあとって，いろいろ血栓症のイベントが多い，ということはいくつか報告されているでしょ．出血をきっかけに泥沼にはまるケースも多いよね．

安　WOEST試験でも，よく議論になっている部分ですよね．抗血栓薬を休薬せざるをえない状況が悪いのか．または，出血により体の血栓止血系のバランスが変わるからなのか．出血イベントが血栓性イベントのトリガーとなるのかどうか，どのくらいリスクが増すのか，具体的なデータはどうでしたっけ？

池田　大出血後の血栓性イベントに関する報告を紹介します．ARISTOTOLE試験のサブ解析では，エリキュース®やワーファリン投与中に大出血を起こすと，その後30日以内の死亡・虚血性脳卒中・心筋梗塞のリスクが約12倍に増加していました[4]．

石井　この症例では，最初から2剤併用という選択肢もあったかもしれないけどすでに3剤併用にしてますんで，DESなら3カ月，BMSなら1カ月は3剤併用を行こうと思ってたんですよ．

益永　Xience®ステントのポリマーは，抗血栓作用があるという話だから，あえてDESを使うという選択肢はどうなんですかねぇ．

阿部　あ〜，なるほど（笑）．うん，確かにそれはいわれていて，フルオロポリマーのXience®は急性期の血栓症イベントはBMSより少ないといわれているよね．でも，やっぱりこの症例はBMSでしょ．

石井　この症例で最初から2剤併用でいくとしたら，エリキュース®，プラビックス®になるんですかねぇ．

阿部　でも**プラビックス®**は，日本人は遺伝子多型で効きにくい症例がありえるので，ちょっと怖いよね．

土井　プラビックス®はpoor metabolizerとかの問題でちょっと怖いのはわかるんですけど，代わりにエフィエント®を使うという選択肢はないんですか？

阿部　**エフィエント®**は，保険適応上アスピリンに追加でしか使えないので，そういう使い方はしにくいよね．プラビックス®はいろいろ他にも適応があ

るからいけるんだけどね．エフィエント® は出血が多い印象があるから怖いよね．さっきも出血がきっかけで血栓症を起こすという話も出ていたし，とにかく出血させない！ ということが大事だと思うよ．

赤尾 PCI後に3剤併用にするか，2剤併用にするか，患者さんのインフォームドコンセントのときはどうしてるの？両方説明して選んでもらったりする？

益永 いや～，2つのオプションを提示して患者さんに決めてもらう，ということはしてないですねぇ．3剤併用の間は注意してくださいね，と説明はしますけどね．

石井 PCIする立場としては，2剤併用にして血管詰まったら気い悪いですよね～．

赤尾 3剤併用で出血しても気い悪いやん（笑），あ～，やっぱり出たか～って．

井口 どっちが致死的になるか，ってことですよね．

阿部 ワーファリンだったらDAPT併用するときはちょっとINR低めにするとか匙加減ができたんだけど，DOACだとできないからね．

赤尾 いや～，結構皆さんDOACでも自由自在に匙加減してると思うよ～．DAPT期間だけDOACの量を減らしてるって，かなり広く行われてるでしょ．

小川 ですよね～，何にもエビデンスないですけどね～．

益永 議論が尽きないところですが，これで今日のカンファレンスを終わります．

Take home message

AF患者のPCI後における抗血栓薬の多剤併用

- 抗凝固薬＋DAPTの3剤併用は，必要最低限に．
- 抗凝固薬＋チエノピリジン系抗血小板薬の2剤併用が今後の主流になる（だろう）．
- 併用期間のワーファリンは少し弱めに．
- しかし，DOACでは用量をどうするか悩ましい．

Dr. Akao's comment

3剤併用は,危ないばかりでいいことなし,おそらく今後はなくなるでしょう.DOACの今後のエビデンスに期待が集まります.併用はできるだけ少なく,できるだけ短く,が今後の方向性です.

文 献

1) Lip GY, et al：Management of antithrombotic therapy in atrial fibrillation patients presenting with acute coronary syndrome and/or undergoing percutaneous coronary or valve interventions: a joint consensus document of the European Society of Cardiology Working Group on Thrombosis, European Heart Rhythm Association (EHRA), European Association of Percutaneous Cardiovascular Interventions (EAPCI) and European Association of Acute Cardiac Care (ACCA) endorsed by the Heart Rhythm Society (HRS) and Asia-Pacific Heart Rhythm Society (APHRS). Eur Heart J, 35：3155-3179, 2014
2) Kirchhof P et al. 2016 ESC Guidelines for the management of atrial fibrillation developed in collaboration with EACTS. Eur Heart J, 37：2893-2962, 2016
3) Dewilde WJ, et al：Use of clopidogrel with or without aspirin in patients taking oral anticoagulant therapy and undergoing percutaneous coronary intervention: an open-label, randomised, controlled trial. Lancet, 381：1107-1115, 2013
4) Held C, et al：Clinical outcomes and management associated with major bleeding in patients with atrial fibrillation treated with apixaban or warfarin：insights from the ARISTOTLE trial. Eur Heart J, 36：1264-1272, 2015

第6章 徹底討論！症例カンファレンス

Case 4 脳梗塞と大出血をくり返す超ハイリスク症例，どうする？

　この症例，今までに脳梗塞と大出血をくり返していて，$CHADS_2$スコアは6点，CHA_2DS_2-VAScスコアは8点，HAS-BLEDスコアは5点と，いずれもほぼ満点です．腎機能も悪くて抗凝固薬のオプションもかなり限られています．そのうえ，併存疾患が多く**ポリファーマシー**，**アドヒアランス**も悪そう，とありとあらゆる悪条件が揃っているのですが，何かいい手がみつかるでしょうか．

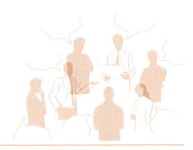

このカンファレンスの登場人物

土井…後期研修医で，当科期待のホープ．洛星野球部で鍛えた体力と精神力．初期研修医の兄貴分．
阿部…静岡県磐田市が生んだ天才．心カテ室チーフ．常に冷静沈着，理路整然，当科の理論的支柱．
小川…医療センター生え抜きの不整脈チーフ．結婚を機にオタクを卒業，イギリス留学，出産と波に乗っている．
安…神戸中央市民と小倉記念での豊富な経験をひっさげて当科入りした，切れ味抜群，アブレーションのチーフ．
赤尾…個性派揃いの循環器内科を束ねる，笑顔の似合う総監督．野生の勘と鋭い眼差しで常にAFに目を光らせる．
岸本…循環器病棟の専属薬剤師．野獣系の多い当科のアイドル的存在．患者目線に立った薬剤指導に定評．
石井…赤尾・益永のバスケ部後輩．豪快なキャラクターで，当科のムードメーカー的存在．緊急PCIと宴会が大好き．
井口…草食系，癒し系循環器内科医として，当科では特異な存在感を放つ．心不全チームのリーダー．
益永…心カテ室ナンバー2で，病棟医長，黙々と仕事する職人肌で，同僚や若手からの信望も厚い．愛称「まっさん」．

土井 症例提示します．

症例 症例は75歳，男性です．リウマチでステロイドを長期服用されています．15年前（60歳時）に，脳梗塞を契機に慢性AFを指摘されワーファリンが開始されました．64歳時に狭心症で左前下行枝にステント留置されてアスピリンを開始されています．4年前に初回の心不全入院をされましたが，CAGでは末梢病変のみでPCIの適応はありませんでした．2年前頃から貧血が徐々に進行し，上・下部内視鏡検査では胃ポリープを認めるのみであり，正球性貧血で慢性腎臓病（CKD）もあったため腎性貧血としてEPO製剤開始されました．同年に，貧血で入院となり，原因は胃ポリープからの出血と腎性貧血と診断されました．輸血にて改善し，入院時からアスピリンが中止となり抗血栓薬はワーファリン単剤となりました．昨年にも胃ポリープからの出血で吐下血をきたし入院され，輸血で改善し鉄剤内服開始されました．その半年ぐらい後，PT-INR 2.45と治療域内であるにもかかわらず脳梗塞を再発されています．

1カ月ほど前から腰痛が増悪し，整形外科から処方されたトラムセット®を内服して何とか辛抱されていました．今月からふらつきが増悪したため救急受診され，PT-INR過延長と著明な貧血進行があり，緊急入院となりました．入院時データでは，血圧134/74 mmHg，脈拍数80不整です．Hgb 8.2 g/dL（ふだんは10～11），Cre 2.6 mg/dL，BUN 105 mg/dL，PT-INRは7以上で振り切れていました．体重66.8 kgで，Ccrは23 mL/分になります．

入院後ワーファリンの内服を中止し，ビタミンK製剤投与によりリバースしました．また，ワーファリンと相互作用が疑われたためトラムセット®を中止しました．入院後さらに貧血進行（Hgb：7.3 g/dL）しましたので濃厚赤血球2単位を輸血しました．後日に上部消化管内視鏡検査を施行したところ，胃前庭部大彎側にポリープがあり，根部に潰瘍性病変を認めましたが，活動性出血はありませんでした．しばらくヘパリンで抗凝固療法を行ったあと，ワーファリンを再開しています．

現在の内服ですが，当科からワーファリン，リピトール®，ミカムロ®，ラシックス®，アルダクトン®，メインテート®，膠原病内科からプレドニン®，アラバ®，消化器内科からフェロミア®，パリエット®，ナウゼリン®，腎臓内科からネスプ®皮下注，重曹，アーガメイト®20％ゼリー，整形外科からトラムセット®が出ています．

この患者さんのCHADS$_2$スコアは6点，CHA$_2$DS$_2$-VAScスコアは8点，HAS-BLEDスコアは5点と，いずれもほぼ満点です．

阿部　出血による貧血をくり返していて，しかしワーファリン内服中に脳梗塞も起こしていて，主治医団としてはPT-INRはどこを目標にしているの？

土井　う〜ん，2は超えたいし，かといって2.6を超えるのも怖いですし，なかなか難しいコントロールになってます．

小川　急にPT-INRが伸びた原因はなに？

土井　腰痛に対して整形外科から1日2錠で処方されたトラムセット®を，1日6錠飲んでいたみたいです．それに，腰痛でほとんど動けなくなって，食事が急にとれなくなったのも関係があるかもしれません．

安　この人の処方は全部ウチから出ているの？

土井　全部当院なんですが，合計5科から出ていて，かなり**ポリファーマシー**になってます．

赤尾　ポリファーマシーで併用薬剤数が増えるほど出血性イベントが増えることは，最近注目されてるよね[1]．

岸本　私2年前に消化器に入院されたときに担当していたんですが，かなり**アドヒアランス**も悪そうでした…．ご自宅での管理はかなり怪しそうです．

石井　ワーファリンのまま退院にするの？DOACという可能性は？

土井　DOACは今まで試されてないです．腎機能もかなり悪くてCcrで20ぐらいなんで，厳しいと思います．

岸本　エリキュース®だったら，Ccrが低い症例ほどワーファリンよりメリットが大きいというイメージがあります．ワーファリンのコントロールがかなり難しいのであれば，エリキュース®という選択肢もあると思うんですけど．

赤尾　たしかに，エリキュース®は高齢になればなるほど，低体重になればなるほど，Ccrが下がれば下がるほど，ワーファリンとの差が開いてくるから，「ピンチに強いエリキュース®」という意味では確かにいいと思う．でも，この症例だと減量基準に引っかからないから（Cre＞1.5 mg/dLのみ該当）通常用量1回5 mg，1日2回の適応になってしまうよね．でもCcrは20と禁忌ギリギリで，難しいよね〜．

小川　DOACでワーファリンより消化管出血が少ないのは，エリキュース®とリクシアナ®だけどね．基準は満たさないけど，あえてエリキュース®低用

量(1回2.5 mg, 1日2回)? あるいは,いま75歳だからあと5年ワーファリンで粘って,エリキュース®低用量(笑)?

石井 消化管薬の内服はされてなかったの?

井口 PPIは以前から入ってたし,その他にも以前は粘膜保護剤とかたくさん入っていたんですけど,あまりに薬が多いから少しでも減らそうというので,今の内服になったんです.

小川 これが欧米だったら,抗凝固薬は無理,ということで,**左心耳閉鎖デバイス(Watchman™)**,っていうことになるんですけどね(図1).今年のESCガイドライン[2]にも載ってますよね(**第3章-1 図3**参照).たしか6月から国内で治験がはじまったと聞いてます.

土井 **PROTECT-AF試験**で,2014年にWatchman™の有効性・安全性が示されました[3].18歳以上でCHADS$_2$スコア1点以上でワーファリンを長期服用されているNVAF患者をデバイス群とワーファリン群にランダムに割り付けた試験で,脳卒中,全身性塞栓症,心血管死/原因不明死の複合エンドポイントで,デバイス群はワーファリン群と同等の成績でした.

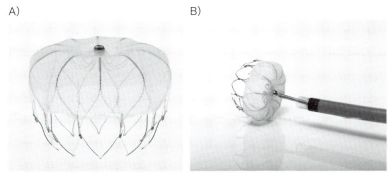

図1 ● Watchman™デバイス
A)左心耳内に留置されるユニット
B)収納されていたカテーテルからユニットを開いた状態
Boston Scientific社ホームページよりより転載
©2017 Bostone Scientific Corporation. All rights reserved.
(http://www.watchman.com/hcp/home.html)

益永　Watchman™入れたら，抗血小板薬がいりますよね．

土井　入れてデバイスが安定するまで，最短でも45日間は，ワーファリンとアスピリン併用が必要で，その後はアスピリン単剤でOKです．

阿部　この症例はWatchman™のいい適応だよね．ワーファリンとアスピリンの併用期間は注意が必要だけど，入院で管理すれば何とかなるよね．

安　**胸腔鏡下左心耳切除術**も，けっこう興味深いですよね．手術時間は30分ぐらいらしいですし．

土井　はい．胸腔鏡で直視下に，内視鏡カッターで左心耳を切除します．血栓塞栓症既往のあるAF患者30例での，単施設の報告で，JACCに載っています[4]．東京都立多摩総合医療センターからの報告です．

阿部　開心術での**左心耳閉鎖術**に関しては，2016年のシステマティックレビュー[5]では，有効性を示すエビデンスが不十分とされているよね．胸腔鏡下の左心耳切除術もやっていることは開心術での左心耳閉鎖術と一緒だから，30例の単施設の報告だと，まだ慎重に判断する必要があると思うけど．

赤尾　このJACC論文はかなり初期の報告で，先日の不整脈心電学会ではたしか600例程度の報告をされていて，かなり脳梗塞発症は少なかったみたいだけどね．でも，やっぱり単施設なんだよね．

小川　やっぱりエビデンスが集積しているのはWatchman™ですよね．

安　でも，こういうでっかい異物を体内に入れるよりは，イメージ的にですけど，左心耳切除術の方がいい気がします．冠動脈ステントやペースメーカなどもそうですが，体内に一度入れた異物は，基本的には取り出せないですし，取り出せるとしてもかなりたいへんですので．

土井　最近韓国から発表されたデータですけど，Watchman™植込の96例のうち4例でタンポナーデを含む重大合併症を起こしたと報告されています[6]．

阿部　でもWatchman™は昨年に世界一厳しいかもしれないFDAの承認をついにとったから，そういう意味では確立した治療法だからねぇ．ただ先ほどのシステマティックレビュー[5]では，Watchman™のエビデンスも限定的とされているからなぁ．

小川　Watchman™も左心耳切除術も，どちらもこの患者さんには今は現実的でないとして，とりあえず今できることとしては，どうします？

阿部	少なくとも入院中はきちんと管理しながらワーファリンでいいと思うけど，問題は退院してからだねぇ．
小川	入院中にしっかり教育が必要ですね～．
岸本	もう何年も入院のたびに教育し続けてるんですけど…．
益永	家でPT-INR自己測定する機械とかどうですかね．
阿部	薬飲めない人は無理でしょ～…．

Take home message

超ハイリスク症例の脳梗塞予防

- 脳梗塞ハイリスク症例は，出血もハイリスク．
- 出血助長因子をできるだけ排除して抗凝固薬を処方するのが基本線．
- どうしても抗凝固薬が無理なら，（将来的には）左心耳閉鎖デバイス．
- 左心耳切除術も有望かも．

Dr. Akao's comment

出血リスクが高いから抗凝固薬やめておこう（あるいは量を減らしちゃおう），という弱気はいけません．血圧をしっかり管理して，ポリファーマシーをできるだけ避け，患者さんにもしっかりとリスクを伝えてください．

文献

1) Piccini JP, et al：Polypharmacy and the efficacy and safety of rivaroxaban versus warfarin in the prevention of stroke in patients with nonvalvular atrial fibrillation. Circulation, 133：352-360, 2016
2) Kirchhof P et al. 2016 ESC Guidelines for the management of atrial fibrillation developed in collaboration with EACTS. Eur Heart J, 37：2893-2962, 2016
3) Reddy VY, et al：Percutaneous left atrial appendage closure vs warfarin for atrial fibrillation：a randomized clinical trial. JAMA, 312：1988-1998, 2014
4) Ohtsuka T, et al：Thoracoscopic stand-alone left atrial appendectomy for thromboembolism prevention in nonvalvular atrial fibrillation. J Am Coll Cardiol, 62：103-107, 2013
5) Noelck N, et al：Effectiveness of left atrial appendage exclusion procedures to reduce the risk of stroke: A systematic review of the evidence. Circ Cardiovasc Qual Outcomes, 9：395-405, 2016
6) Kim JS, et al：Left atrial appendage occlusion in non-valvular atrial fibrillation in a Korean multi-center registry. Circ J, 80：1123-1130, 2016

◆ おわりに ◆

　伏見AFレジストリ研究は，誕生から6年近くを迎えました．研究を構想した当時の伏見医師会会長の依田純三先生，副会長の古家敬三先生，循環器研究会会長の辻光先生にはそのコンセプトに共鳴していただきました．また医仁会武田総合病院の橋本哲男副院長にご尽力いただいて，不整脈科の全栄和先生，江里正弘先生をご紹介いただき，強力なオール伏見体制を構築できました．こうした素晴らしい先生方と出会い，志を一つにできたことが，研究を力強くスタートできた最大の要因であったと思います．伏見医師会は，もともと団結力があり学術活動がさかんで，そうした伝統がこの研究を可能にしたと思います．研究にご参加くださった伏見医師会の先生方のリストを巻末に示し，ここに心からの敬意をあらわします．

　本書の分担執筆を引き受けていただいた皆さんは，日々の診療や研究を通じて苦楽をともにしてきた，私の大切な仲間です．皆さんと名前を並べて，こうしたプロダクトを残すことができたことを，嬉しく誇らしく思っています．CRCの三田村美紀さん，深堀美和さん，鎌田千華さん，木村美知子さん，福山見可子さん，当科クラークの品川智子さん，貴女方の貢献なくして，伏見AFレジストリは成り立ちませんでした．深甚なる感謝の意を捧げます．

　まだこの研究が駆け出しのころ，わが国の不整脈界の大御所である井上博先生，新博次先生，奥村謙先生，山下武志先生には，随分と励まして応援していただきました．また，研究が有名になるにつれ，各地から講演の依頼をいただき，日本の津々浦々で地域医療に身を捧げておられる先生方と出会うことができ，とても勇気づけられました．本当に日本は素晴らしい国だと実感します．

　羊土社の鈴木美奈子さんには，面談を通じて今回の書物の方向性を明快に提示いただきました．また，大家有紀子さん，野々村万有さんには，こちらが驚くほど丁寧で細密な校正作業を行っていただき，こちらも自然と気合いが入りました．有り難うございました．

　伏見AFレジストリは，本当に多くの人々との出会いを提供してくれました．研究とは人間関係そのものであると実感します．本書も，多くの人々の力添えで完成に漕ぎ着けることができました．本書を読んで，さらにこの分野に興味をもっていただく人が増えて，人の輪が広がり，それが医療の発展につながることを願っています．

2017年3月

赤尾昌治

伏見AFレジストリ参加医師

京都医療センター循環器内科(赤尾 昌治,阿部 充,中野 爲夫,小坂田 元太,中島 康代,金崎 幹彦,船津 順子,小川 尚,益永 信豊,井口 守丈,石井 充,鵜木 崇,西尾 真季,竹中 淑夏,高林 健介,山下 侑吾,濱谷 康弘,仁木 俊一郎,髙木 大輔,土井 康佑),京都医療センター臨床研究センター(長谷川 浩二,和田 啓道),医仁会武田総合病院不整脈科(全 栄和,江里 正弘,木田 順富,仁科 尚人),医仁会武田総合病院循環器内科(橋本 哲男,垣尾 匡史,渡邊 千秋,武田 真一,佐々木 良雄,白澤 邦征,別府 浩毅,井上 豪,白坂 明広,土井 哲也),古家医院(古家 敬三),辻医院(辻 光),おがわ医院(小川 直),田里医院(田里 寛),谷口医院(谷口 洋子),西川医院(西川 昌樹),古川医院(古川 佳代子),金久医院(浅野 直子),浅本内科医院(浅本 仁),泉川医院(泉川 文彦),葛山医院(伊藤 あゆ子),医療法人医仁会辰巳診療所(上田 忠),大石内科クリニック(大石 まり子),京町太田医院(太田 家壽夫),おちあい医院(落合 公朗,落合 淳),小泉医院(笠原 朱美),岸田医院(岸田 進,岸田 聡),木谷医院(木谷 惠子),北村医院(北村 章一),木村医院(木村 文昭),ぐしけん医院(具志堅 保),くすみ耳鼻咽喉科クリニック(楠見 妙子),柴田麻酔科医院(柴田 正俊),清水医院(清水 城司),しらす内科・外科クリニック(白数 積雄),医療法人啓優会すがの医院(田中 浩子,村田 尚子),フジの会診療所(立石 昭三),田原医院(田原 和夫),医療法人社団 つくだ医院(佃 信博),医療法人真誠会 辻クリニック(辻 一弥),医療法人健康会 伏見診療所(戸津崎 茂雄),西医院(西 俊希),西村医院(西村 茂),羽場医院(羽場 哲法),林医院(林 繁次郎),半田医院(半田 行),東前医院(東前 隆司),弘田医院(弘田 直三),藤井内科医院(藤井 正博),ふじもり医院(藤森 千尋),堀田医院(堀田 忠弘),松井医院(松井 博史,松井 宏彰),松下医院(松下 宣雄),松本医院(松本 清子),医療法人社団 松本クリニック(松本 恒司),まるおクリニック(丸尾 直幸),医療法人健康会 三栖診療所(三上 勝利),めかた医院(目片 秀祀),もり小児科クリニック(森 啓之),依田医院(依田 純三),若林内科胃腸科医院(若林 正之),医療法人緑萌会 辻医院(辻 康平),中津川内科診療所(佐々木 善二),医療法人至誠会 西村医院(西村 俊一郎),弓削眼科診療所(弓削 堅志),医療法人 五木田病院(春田 道男),蘇生会クリニック(津田 永明),医療法人 桃仁会病院(西村 眞人),医療法人医道会 稲荷山武田病院(田中 友二,井口 守丈),社会福祉法人浩照会 伏見桃山総合病院(栢分 節夫,木下 康恵),医療法人清水会 京都リハビリテーション病院(平田 剛秀),医療法人社団蘇生会 蘇生会総合病院(長谷川 滋人,岡本 順子,中井 康成,大塚 薫,河野 龍而,曽山 明子),医療法人弘仁会 大島病院(寺田 幸治),医療法人健幸会 むかいじま病院(若月 芳雄,東谷 暢也,八幡 光彦),医療法人社団淀さんせん会 舎井病院(神谷 康隆,阿部 充,石井 充,西尾 真季),河野医院(河野 忠義,河野 裕),栗原医院(栗原 眞純),まつむら医院(松村 聡),高生会リハビリテーションクリニック(高 謙一郎),藤田医院(藤田 明子),中山整形外科クリニック(中山 治樹),高安医院(高安 文哉,高安 聡),伊藤人工透析クリニック(伊藤 坦),伊藤クリニック(伊藤 坦,大森 芳明),黒田医院(黒田 紀),やの医院(矢野 豊),仁木医院(仁木 俊一郎),はせがわ明安堂クリニック(長谷川 滋人),渡辺内科クリニック(渡邉 亨).

伏見AFレジストリ研究は,日本医療研究開発機構研究費の助成を受けています.ベーリンガーインゲルハイム,バイエル薬品,ファイザー,ブリストル・マイヤーズ スクイブ,第一三共,アステラス製薬,アストラゼネカ,ノバルティス,MSD,サノフィ,武田薬品工業から,研究資金の提供を受けました.

索 引

数 字

2剤併用 240
3剤併用 240
Ｘa阻害剤 126

欧 文

A～G

β遮断薬 85, 157, 209
AATAC試験 234
ABCスコア 113
AF heart team 165
AF-CHF試験 233
AFFIRM試験 154
AFのレギュラー化 25
ATRIAスコア 112, 113
AV node ablation 235
BAT試験 77
BMS 239
BNP 82
BRIDGE試験 226
Ccr 54, 128
CHA_2DS_2-VAScスコア 108, 109, 110, 116
$CHADS_2$スコア 108
coarse AF 22
Cox比例ハザードモデル 222
CTA 213
D-dimer 229
DAPT 65
DES 239
direct oral anticoagulant 125, 162
DOAC 125, 162
eGFR 54
estimated glomerular filtration rate 54
ESUS 78
fine AF 23
f波 20, 21
HAS-BLEDスコア 51, 112, 113

I～P

ICU 208
integrated AF management 165
JAST試験 74
J-RHYTHM試験 155
J-RHYTHMレジストリ 13, 111
Jカーブ 104
J字型曲線 104
microbleeds 74
MRA 213
MRI・CT画像 211
NAVIGATE ESUS試験 79
NIHSS 211, 213
NOAC 125
non-valvular AF 47, 50, 127
novel oral anticoagulant 125
NT-proBNP 82
ORBIT-AFスコア 112
ORBITスコア 113
PAD 63
POAF 209
POAFの治療戦略 210
POAFの予防戦略 209
poor metabolizer 241
PROTECT-AF試験 247
Ｐ糖タンパク 184
Ｐ糖タンパク阻害 184

Q～V

RACEⅡ試験 156
radiofrequency ablation 151
RAS阻害薬 85
RE-SPECT ESUS試験 79
rt-PA 211
rt-PA療法 215
Tdp 143
TTR 122
under-dose 17, 123
under-use 15
valvular AF 127
Vaughan Williams分類 141, 142
WASID試験 77
Watchman™ 247
WOEST試験 238

和 文

あ 行

アスピリン 240
アテローム血栓性脳梗塞 76, 218, 219
アドヒアランス 185, 244
アブレーション 149
アミオダロン 209
アミロイドアンギオパチー 75
アルコール 105
アルドステロン拮抗薬 86
アンカロン® 143
アンジオテンシンⅡ受容体拮抗薬 49

index

あ・い・う・え・お

項目	ページ
アンジオテンシン変換酵素阻害薬	49
イグザレルト®	131
医原性疾患	189
意識レベルの所見	212
一酸化炭素	104
遺伝子多型	241
医薬連携・薬薬連携	186
飲酒	103
永続性AF	32
エフィエント®	241
エリキュース®	131
嚥下困難	184
横断研究	221
オーバードライブ心房ペーシング	209

か・き

項目	ページ
開業医	181
開心術後	209
介入研究	221
カウンターショック	210
かかりつけ医	189
かかりつけ薬局（薬剤師）	189
拡張型心筋症	89
画像評価	213
カテーテル	149
カテーテルアブレーション	99, 144
カプランマイヤー曲線	222
カプランマイヤー法	222
カルディオバージョン治療	145
観血的処置	121
観察研究	221
患者教育	163
患者-対象研究	221
患者用服薬支援ツール	188
完全禁煙	106
完全房室ブロック	26
冠動脈疾患	63
機械弁置換術後	127
喫煙	103
急性期治療	218
急性期脳梗塞治療	211
急性脳卒中	213
休薬	226
胸腔鏡下左心耳切除術	248
凝固因子	120
凝固阻止因子	120
虚血性疾患	72
禁煙	104
禁煙治療	104
緊急手術	204

く・け・こ

項目	ページ
クモ膜下出血	73
クライオアブレーション	149, 151
クレアチニンクリアランス	54, 128
経食道心エコー	98
外科手術適応	152
外科治療	151
血圧コントロール	73
血管内皮障害	48
血栓塞栓症リスク	194
血栓溶解療法	215
抗凝固薬	134
抗凝固療法	35, 41
高血圧	47
抗血小板薬	134, 239
高周波アブレーション	152
高周波焼灼	151
高周波焼灼デバイス	151
高齢化	40
高齢者	39
呼吸所見	212
コホート研究	221
孤立性AF	34
コンタクトフォース	149
コンプライアンス	168

さ・し

項目	ページ
細動波	20, 21
催不整脈作用	143
左室肥大	48
左心耳	96
左心耳閉鎖デバイス	247
左房	95
左房前後径	97
左房メイズ手術	152
左房容積	97
ジギタリス	159
持続性AF	32
若年AF患者解析	46
周術期	227
手術	200
手術の出血リスク	202
出血	42
出血性疾患	72
出血リスク	194
術後患者のAF	206
術前の休薬	202
循環所見	212
消化器内視鏡	192
消化器内視鏡の分類	195
静注療法	211
処置	201
初発AF	32
徐脈性AF	25
心エコー	97
新規経口抗凝固薬	125
腎機能低下	59
心筋症	89
心原性脳塞栓症	80, 218
心研データベース	13, 111

253

心室応答	24
心腎連関	54
心電図	19
心拍数トレンドグラム	26
心不全	81, 89
心房細動（AF）	10
心房静止	28

す・せ・そ

スイートクローバー	124
生体弁置換術後	127
脊椎・硬膜外麻酔	204
絶対性不整脈	20
全身性炎症反応症候群	208
層別化解析	224

た 行

大出血	136
多職種連携	186
タバコ	103
タンボコール®	210
チーム医療	165
中和剤	205
長期持続性 AF	34
超高齢者	40
直接作用型経口抗凝固薬	125
低分子ヘパリン	195
電気的除細動治療	145
電気的ブロック	151
転倒	44
透析患者	60
洞調律	32
糖尿病	47
トリガー	149
トロンビン阻害剤	126

な 行

内視鏡	192
内視鏡の適応	193
内服アドヒアランス	44
ニコチン	104
年齢	41
脳血管内治療	216
脳出血	73
脳塞栓症	107
脳動静脈奇形	76
脳動脈瘤破裂	75
脳葉型（皮質下）出血	75

は 行

敗血症	208
肺静脈隔離術	152
バルーンアブレーション	149
非ジヒドロピリジン系 Ca 拮抗薬	157
微小出血	74
肥大型心筋症	89
ビタミン K	118
非弁膜症性 AF	47, 50, 127
頻脈性 AF	25
伏見 AF 患者登録研究（伏見 AF レジストリ）	11
伏見区心房細動連携手帳	176
プラザキサ®	131
プラビックス®	238
フレイル	44, 45
分類	33
ヘパリンブリッジ（ヘパリン置換）	130, 195, 226
ベプリコール®	143
弁膜症性 AF	127
補充調律	26
発作性 AF	32

ポリファーマシー	129, 188, 244

ま・や 行

マクロリエントリー	151
未分画ヘパリン	195
メイズ手術	151
モニタリング	119
もやエコー	227
もやもやエコー像	98
薬物有害事象	188
有病率	11

ら 行

ラクナ梗塞	77, 218, 219
リアルワールド	14
リウマチ性弁膜症	47
理解度調査	164
リクシアナ®	132
リスクスコア	107
リズムコントロール	140, 232
臨床研究	221
臨床症状	34
ループ利尿薬	86
レートコントロール	154, 232
連携	173

わ 行

ワーファリン	117
ワーファリン・DOAC の中和	206
ワーファリン治療の質	122

■編者 Profile

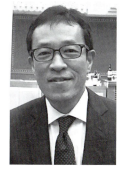

赤尾昌治 Masaharu Akao, MD, PhD.

京都医療センター診療部長（病棟管理，救命救急担当併任），
循環器内科診療科長

大阪府出身．1991年京都大学医学部卒．静岡市立静岡病院循環器科研修医，京都大学大学院循環病態学，米国Johns Hopkins大学循環器内科，京都大学循環器内科助手・助教を経て，2009年に京都医療センターに着任．

趣味：自転車，アウトドア，読書，旅行，日本各地のうまいもの巡り，出張先での朝ラン，スタバ（ほとんど中毒），伏見AFレジストリのデータ解析

苦手なもの：高所，暗闇，小さい文字

これが伏見流！
心房細動の診かた、全力でわかりやすく教えます。

2017年4月1日 第1刷発行	編 集	赤尾昌治	
	発行人	一戸裕子	
	発行所	株式会社 羊 土 社	
		〒101-0052 東京都千代田区神田小川町2-5-1 TEL　03（5282）1211 FAX　03（5282）1212 E-mail　eigyo@yodosha.co.jp URL　www.yodosha.co.jp/	
© YODOSHA CO., LTD. 2017 Printed in Japan	装 幀	羊土社編集部デザイン室	
ISBN978-4-7581-0757-0	印刷所	日経印刷株式会社	

本書に掲載する著作物の複製権，上映権，譲渡権，公衆送信権（送信可能化権を含む）は（株）羊土社が保有します．
本書を無断で複製する行為（コピー，スキャン，デジタルデータ化など）は，著作権法上での限られた例外（「私的使用のための複製」など）を除き禁じられています．研究活動，診療を含む業務上使用する目的で上記の行為を行うことは大学，病院，企業などにおける内部的な利用であっても，私的使用には該当せず，違法です．また私的使用のためであっても，代行業者等の第三者に依頼して上記の行為を行うことは違法となります．

JCOPY ＜（社）出版者著作権管理機構 委託出版物＞
本書の無断複写は著作権法上での例外を除き禁じられています．複写される場合は，そのつど事前に，（社）出版者著作権管理機構（TEL 03-3513-6969，FAX 03-3513-6979，e-mail：info@jcopy.or.jp）の許諾を得てください．

羊土社のオススメ書籍

そうだったのか！絶対読める 心電図
目でみてわかる緊急度と判読のポイント

池田隆徳／著

波形アレルギーを克服したいアナタへ！心電図の達人が波形判読のコツを明快に伝授！さらに、治療の必要性を示す緊急度、コンサルトのタイミング、疾患の発生頻度など臨床で役立つアドバイスも満載．

- 定価（本体3,200円＋税） ■ A5判
- 125頁　■ ISBN 978-4-7581-0740-2

そうだったのか！絶対わかる 心エコー
見てイメージできる判読・計測・評価のコツ

岩倉克臣／著

心エコー上達の第一歩にオススメ！判読の基本から計測の進め方、疾患ごとの評価まで、必ず押さえたい知識をカラー写真と図を駆使して明快に解説！ややこしい計算や評価法もすんなり理解できる．webで動画も公開！

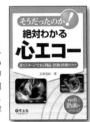

- 定価（本体4,000円＋税） ■ A5判
- 171頁　■ ISBN 978-4-7581-0748-8

そうだったのか！絶対読める CAG
シェーマでわかる冠動脈造影の読み方

中川義久，林　秀隆／著

冠動脈疾患の診療は正しい読影から！造影写真とシェーマや3DCTとの組合せで、血管の走行や病変部位を立体的にイメージできる読影力が身につきます．冠動脈造影の読み方に悩む初学者にオススメ！

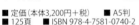
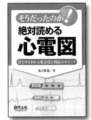

- 定価（本体4,500円＋税） ■ A5判
- 157頁　■ ISBN 978-4-7581-0756-3

格段にうまくいく カテーテルアブレーションの基本とコツ
エキスパートが教える安全・確実な手技と合併症対策

高橋　淳／編

安全かつ迅速な手技の習得に最適の入門＆実践マニュアル！カテーテル操作のコツや、合併症の予防法・手技中のトラブル対策を豊富なカラー写真とともに簡潔に解説．エキスパートが教える上達のコツが満載！

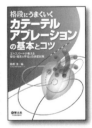

- 定価（本体7,900円＋税） ■ B5判
- 362頁　■ ISBN 978-4-7581-0753-2

発行　羊土社 YODOSHA　〒101-0052　東京都千代田区神田小川町2-5-1　TEL 03(5282)1211　FAX 03(5282)1212
E-mail：eigyo@yodosha.co.jp
URL：www.yodosha.co.jp/

ご注文は最寄りの書店、または小社営業部まで